看護国試シリーズ

みるみるナーシング

在宅看護

第5版

著

峰村　淳子

田山　友子

関川久美子

医学評論社

序 文

1997年の新設科目である「在宅看護論」は，2008年のカリキュラム改正時“統合分野”に位置づけられ，現在19年目に入っている。

わが国では，少子・高齢化の進展とともに，介護保険法の施行・改正や医療法の改正など，地域や在宅で療養者の生活や介護を支えていくための諸制度の制定・整備，2012年には地域包括ケアシステムの実現に向けた改正介護保険法が施行され，地域医療構想も推進されている。これらの新たなサービスや施策では，各職種との密接な連携・協働が必要であり，その中で在宅看護の果たす役割は，益々重要となってきている。看護の現場においては，在宅療養を視野に入れた切れ目のない継続看護の実施，退院支援・退院調整のできる看護師の育成が求められているのである。

このような在宅看護を取り巻く社会情勢の変化に伴い，看護基礎教育における在宅看護論の教育内容も徐々に変化してきている。平成26年版の国家試験出題基準では，在宅看護が必要とされる背景，在宅看護の目的・役割と機能，訪問看護の概要，対象理解における生活の視点の重要性，多職種との連携，在宅療養者への自立・自律を促し生活の質の維持・向上に繋げる具体的な知識と技術などの内容が追加修正された。

看護師国家試験においては，他領域の問題にも施設内だけではなく地域・在宅での療養生活を視座にした問題が出題される傾向は近年の特徴でもある。また単純な知識想起型の出題から，より臨床実践に近い形で知識・技術を統合して判断し，解答する能力を問う問題も増えつつある。

本書は国家試験出題基準の改定とともに内容の改編を行ってきたが，第5版となる本書は，平成26年改定の出題基準に準拠した内容になっている。執筆者は，在宅看護の実際の現場（訪問看護ステーション）での経験と「在宅看護論」看護基礎教育にも熟知した者たちで，看護学生に是非理解してほしい事をまとめたつもりである。各章の内容は知識の確認に向けた要点を示し，統計データや法律等，社会情勢を踏まえた内容については最新のものにした。授業後の復習・知識の確認として，実習前後の学習にも大いに活用し，国家試験に向けては，この知識を活用し統合判断し解答できる能力に繋げて欲しい。本書が看護学生の日々の学習と国家試験学習対策として少しでも役立つことを願っている。

2016年3月　　著者代表　峰村　淳子

国試ガイドラインの項目に準じています。

第1章

1 社会的背景

学習の要点
近年，社会や人々の在宅看護に対する期待の高まりとともに，制度の改革なども毎年行われています。看護を取り巻く環境の変化に対応した看護サービスの拡充と看護職の資質向上が求められてもいます。その背景を理解しておきましょう。

人口構成の変化

◆【高齢化率の上昇】

・日本の総人口に占める65歳以上の人口割合である高齢化率は，2014（平成26）年では26.0%の超高齢社会である。65〜74歳までの前期高齢者人口は1,708万人，総人口に占める割合は13.4%である。

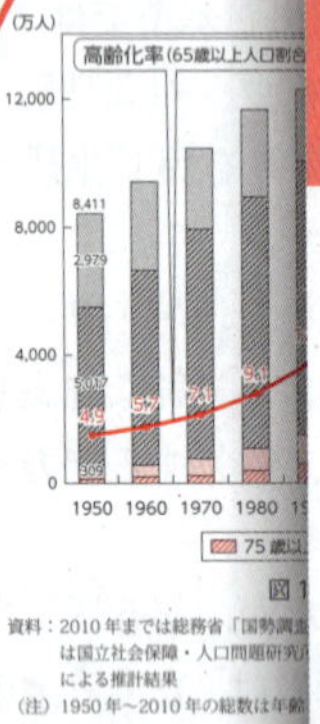

図1

資料：2010年までは総務省「国勢調査
は国立社会保障・人口問題研究所
による推計結果
（注）1950年〜2010年の総数は年齢

2

親しみやすさを考えたイラストを掲載しています。

第4章

5 在宅におけるチームケア

学習の要点
チームケアとは，異なった職種が協働してケアを行うことです。在宅では看護ケアのみでは療養者と家族に安心と安全，そしてQOLの維持・向上が図れず，多くの専門職・非専門職の人々とのチームアプローチが不可欠となります。

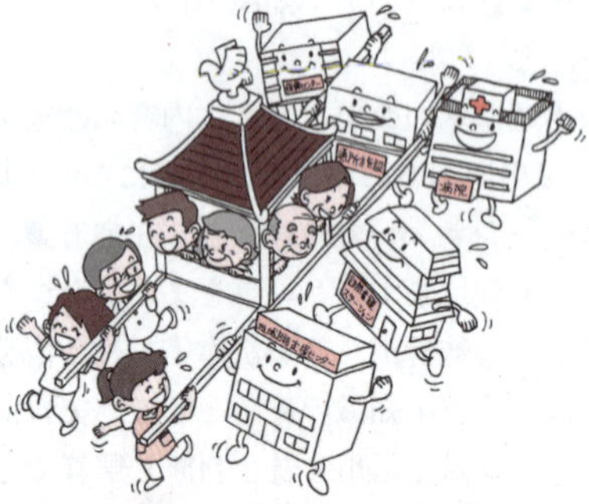

地域包括ケア

◆【目　的】：高齢者ができる限り長く地域社会で生活が続けられることを目的に提唱された考え方である。

◆【定　義】：地域包括ケアとは，「ニーズに応じた住宅が提供されることを基本とした上で，生活上の安全，安心，健康を確保するため，医療・介護・予防などが日常生活の場で適切に一体的に提供される生活支援サービスのこと」と定義され，地域包括ケアがより有効に機能するための

72

大きな文字で読みやすく。重要語句は赤字で強調しています。

既出問題にトライしましょう。過去問を解いていくことで出題傾向と実力のチェックができます。第 104 回国試まで載っています。

在宅看護の対象者

看護師国家試験　一般問題

☑ 訪問看護の利用者の特徴として正しいのはどれか。102-A57
1 年齢は 65～69 歳が最も多い。
2 要介護度は要支援 2 が最も多い。
3 脳血管疾患を含む循環器系疾患が最も多い。
4 介護保険よりも医療保険によるサービス受給者が多い。

解答・解説

1 ×訪問看護ステーションの利用者は全年齢である。年齢階級別にみると 80～89 歳が最も多く，次に 70～79 歳，そして 90 歳以上となる（平成 25 年介護サービス施設・事業所調査）。
2 ×要介護度でみた訪問看護の対象者は要介護 5 が最も多く，中・重度者が対象としては多い（平成 25 年介護サービス施設・事業所調査）。
3 ○在宅看護・訪問看護の対象
に最も多くみられるのが
4 ×訪問看護ステーションの
万人のうち介護保険 73.8

☑ 40 歳以上 64 歳以下の在宅
か。98-A49
1 脊髄損傷
2 クローン病
3 パーキンソン病
4 ベーチェット病

解答・解説

1 ×第 2 号被保険者の介護保
し，要介護状態または要支
定疾病ではない。
2 ×クローン病は難病（特定
3 ○パーキンソン病は難病（
4 ×ベーチェット病は難病（

第2章　在宅看護の対象と生活

一般問題と状況設定問題とを分けて掲載しています。

各既出問題は正誤を○，×で示し，わかりやすい解説を加えました。

在宅におけるチームケア

看護師国家試験　状況設定問題

A さん（78 歳，男性）は，1 人で暮らしている。県外にいる娘が月に 2，3 回来て，世話をしている。A さんが半年前に比べて食欲が低下し痩せてきて，平日に毎日通っていた老人福祉センターも行かなくなって心配だと，娘から地域包括支援センターに相談があった。A さんは半年前の健康診査では高血圧以外には異常は指摘されていない。

☑ 地域包括支援センターの看護師が A さんについてまず収集する情報として適切なのはどれか。103-P97（追加試験）
1 食事の嗜好
2 上腕周囲長
3 半年前の体重
4 上腕三頭筋皮下脂厚

☑ A さんは要介護認定を申請し，要支援 2 の認定を受けた。A さんの娘は「父は買い物に行くのを面倒に感じています」と看護師に話した。
A さんへの支援として最も適切なのはどれか。103-P98（追加試験）
5 訪問介護の導入を提案する。
6 配食サービスの利用を提案する。
7 高蛋白栄養補助食品のサンプルを渡す。
8 娘に乾麺をまとめて買っておくよう提案する。

☑ A さんは，食欲が回復し元気になってきたと話した。
今後の A さんの運動機能の維持・向上のための支援で最も適切なのはどれか。
103-P99（追加試験）
9 週に 1 回の散歩を勧める。
10 訪問リハビリテーションの利用を勧める。
11 運動に関する講演会への参加を勧める。
12 老人福祉センターの利用の再開を勧める。

解答・解説

1 ×食欲低下があるため嗜好を把握することは大切であるが，優先度は低い。
2 ×栄養状態の把握はできるが，最初に収集する情報とは考えにくい。

第4章　在宅看護の役割と機能

80

各問題には出題回数と問題番号を右肩に示しました。A は午前問題，P は午後問題を意味します。

CONTENTS

I. 在宅看護の特徴，在宅療養者及び家族について

● 第1章　在宅看護が必要とされる背景と根拠 〔峰村淳子〕

1 社会的背景 2
2 在宅医療・介護と制度 7

● 第2章　在宅看護の対象と生活 〔峰村淳子〕

1 在宅看護の対象者 12
2 対象者の生活 16
3 在宅看護の提供方法 21

● 第3章　在宅看護の目的 〔峰村淳子〕

1 自立・自律支援と QOL 向上のための支援 30
2 病状・病態の予測と予防 35

● 第4章　在宅看護の役割と機能 〔峰村淳子〕

1 生活の中で必要となる安全管理 44
2 家族への支援 51
3 療養の場の移行に伴う看護 60
4 医療機関との連携 68
5 在宅におけるチームケア 72
6 ケアマネジメント・ケースマネジメント 82
7 在宅看護における倫理的課題 90

Ⅱ. 在宅における看護について

● 第5章　訪問看護の概要 ―― 〔峰村淳子〕●

1 訪問看護制度の理解 100
2 訪問看護制度の法的枠組み 104
3 訪問看護サービスの仕組みと提供 112

● 第6章　生活を支える在宅看護技術 ―― 〔田山友子〕●

1 食事・栄養の援助 124
2 排泄の援助 135
3 清潔の援助 145
4 移動の援助 150

● 第7章　在宅療養者の状態・状況に合わせた看護 ―― 〔関川久美子〕●

1 日常生活活動の低下予防及び疾病の再発予防が必要な療養者 158
2 回復期（リハビリテーション期）にある療養者 166
3 慢性期にある療養者（難病・認知症） 174
4 終末期にある療養者 183

● 第8章　在宅における医療管理を必要とする人と看護 ―〔関川久美子〕●

1 薬物療法 194
2 酸素療法 202
3 人工呼吸療法（非侵襲的換気療法） 211
4 膀胱留置カテーテル法 219
5 胃瘻・経管栄養法 226
6 中心静脈栄養法 232
7 褥瘡管理 239

参考文献 249
索　引 250

1 在宅看護が必要とされる背景と根拠

1 社会的背景……2
2 在宅医療・介護と制度……7

第1章 社会的背景

学習の要点 近年，社会や人々の在宅看護に対する期待の高まりとともに，制度の改革なども毎年行われています。看護を取り巻く環境の変化に対応した看護サービスの拡充と看護職の資質向上が求められてもいます。その背景を理解しておきましょう。

人口構成の変化

◆【高齢化率の上昇】

・日本の総人口に占める65歳以上の人口割合である高齢化率は，2014（平成26）年では**26.0%**の**超高齢社会**である。65～74歳までの前期高齢者人口は1,708万人，総人口に占める割合は13.4%である。

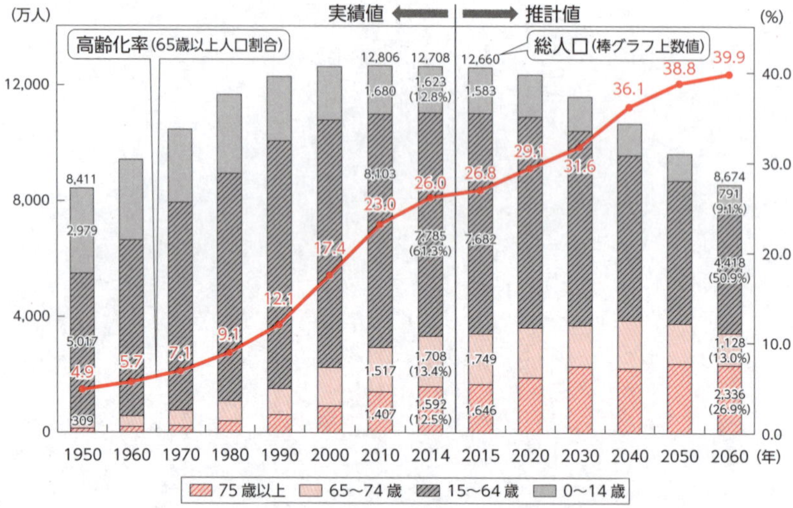

図 1-1　高齢化の推移と将来推計

資料：2010年までは総務省「国勢調査」，2014年は総務省「人口推計」（2014年10月1日現在），2015年以降は国立社会保障・人口問題研究所「日本の将来推計人口（2012年1月推計）」の出生中位・死亡中位仮定による推計結果

（注）1950年～2010年の総数は年齢不詳を含む。高齢化率の算出には分母から年齢不詳を除いている。

内閣府：平成27年版 高齢社会白書より一部改変

・日本の総人口は2011（平成23）年にピークに達し，その後，徐々に減少。総人口が減少する中で高齢化率は上昇し，2060年には高齢化率は39.9%と，2.5人に1人が65歳以上，4人に1人が75歳以上の社会になると推定される。

◆【世帯構造の変化】

・2014年現在，世帯構造別には「夫婦と未婚の子のみの世帯」が全世帯の28.8%,「単独世帯」27.1%,「夫婦のみの世帯」23.3%。世帯類型別では「高齢者世帯」は全世帯の24.2%，平均世帯員数は2.49人であり，年々減少している。

・65歳以上の者のいる世帯は全世帯の46.7%。この中で高齢者のみの世帯割合は51.7%。高齢者の単独世帯では女性の占める割合が68.0%と高く，女性高齢者単独世帯のうち，75歳以上が約6割を占める（平成26年 国民生活基礎調査）。

国民の価値観

◆【配偶者への介護希望と家族介護力】：自分に介護が必要になった場合，男女とも配偶者に介護を頼みたいと希望する人が最も多く，男性（54.7%）の方が女性（26.6%）よりも配偶者の介護を希望する割合は高い（平成25年版 高齢社会白書）。しかし，家族介護力の低下は免れない。

◆【QOL〈Quality of Life〉の向上】：価値観の多様化，権利意識の高まりにより，自らのQOL向上を希望し，がん患者や医療処置継続中でも在宅療養を選ぶ人が増えている。

療養の場

◆【自宅での介護】：「日常生活を送る上で介護が必要になった場合にどこで介護を受けたいか」については「自宅で介護してほしい」人が最も多く，男性42.2%，女性30.2%。

◆【自宅での看取り】：「治る見込みがない病気になった場合，どこで最後を迎えたいか」については，「自宅」が54.6%で最も多く，「病院などの医療施設」が 27.7％（平成 27 年版 高齢社会白書）。

◆【自分らしさの追求】：病や障害を負っても，住み慣れた地域，慣れ親しんだ我が家で，**自分らしく生を全うしたい**という国民の願いは高まっている。

社会保障費（医療費・介護費）

◆【社会保障改革の必要性】：急激に進む高齢社会は**多死社会**であり，**高齢者の増加**と**生活習慣病の増加**は社会保障費（医療費・介護費）の増大につながっており，人口構造の変化に耐えうる社会保障改革の必要が迫られている。

◆【在宅看護への期待】：**社会保障費を抑制**するためにも，在宅看護による**予防活動**や**在院日数短縮化**への期待がある。

社会的背景

看護師国家試験　一般問題

☑ 日本の将来推計人口で2020年の65歳以上人口が総人口に占める割合に最も近いのはどれか。104-A1

1 15%
2 30%
3 45%
4 60%

解答・解説

1 ×老年人口が約15%だったのは1995（平成7）年である。
2 ○老年人口は今後も増え続け，2020年に約30%，2040年頃には約35%，2050年には40%近くまで老年人口は増加すると予測されている。
3 ×2060年には，老年人口割合が45%前後になるという予測もある。
4 ×老年人口割合が60%になるという将来推計はない。2014（平成26）年の生産年齢人口割合は61.3%，2015〜2020年には生産年齢人口割合は60%を切ると予測されている。

☑ 要介護者に対し看護，医学的管理の下において必要な医療や日常生活上の世話を行う施設はどれか。104-A8

1 授産施設
2 保健センター
3 介護老人保健施設
4 特別養護老人ホーム

解答・解説

1 ×労役によって技能の取得に必要な機会と便宜を与え，自立を助長する保護施設である。
2 ×市町村により設置される健康づくりに関する対人サービスを提供する。
3 ○医学的管理の下で必要な医療・機能訓練や日常生活上の援助を行う。
4 ×常時介護を必要とし，居宅での対応が困難な人が入所する。

☐ 高齢者のいる世帯の割合の過去 30 年間の推移について，正しいのはどれか。
101-A61

1 単独世帯が増えている。
2 三世代世帯が増えている。
3 夫婦のみの世帯が減っている。
4 夫婦と未婚の子のみの世帯が減っている。

解答・解説

1 ○単独世帯は増えており，高齢者のいる世帯では 2 番目に高い割合である。今後も増加を続け，特に男性の単独世帯の割合が大きく伸びることが見込まれている。その原因として，未婚率や離婚率の上昇，配偶者との死別後などに子どもと同居しないことなどが挙げられる。
2 ×三世代世帯は減っている。
3 ×夫婦のみの世帯は増えており，高齢者のいる世帯では最も高い割合である。
4 ×夫婦と未婚の子のみの世帯は増えている。

第1章

2 在宅医療・介護と制度

学習の要点

わが国の在宅看護の今日の姿は，少子高齢社会や低成長が続く経済情勢，また在宅療養が可能になる社会的整備のもと，在宅医療・介護の“制度や仕組み”の改正とともに変化してきています。その概要は押さえておきましょう。

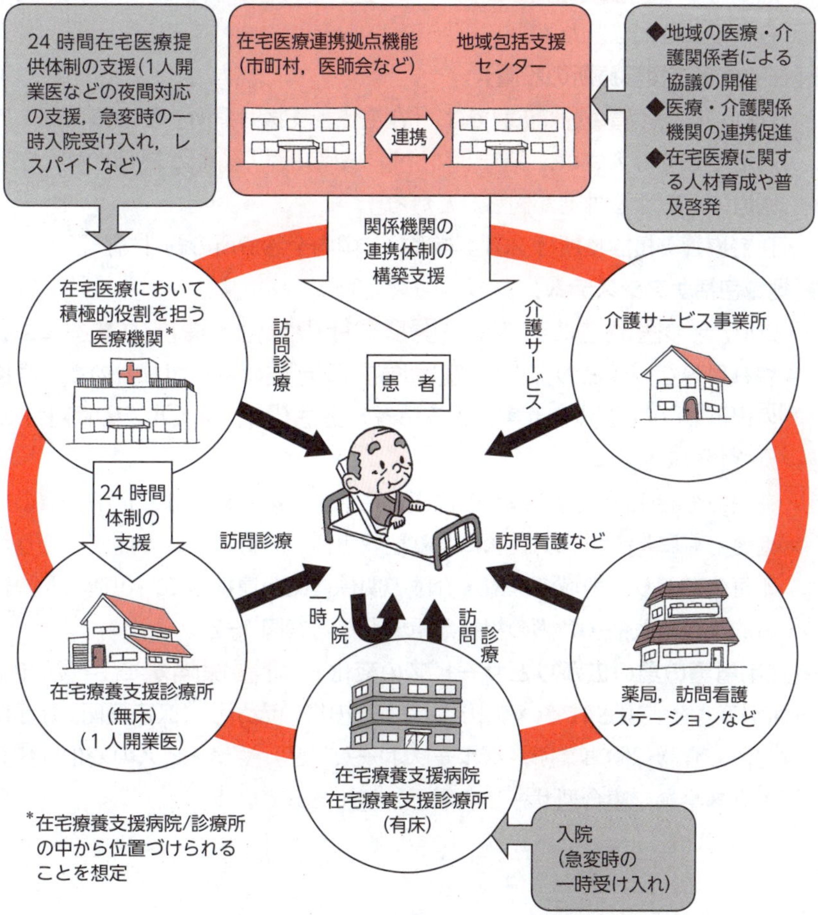

図 1-2　在宅医療・介護の連携推進の方向性

厚生労働省：在宅医療・介護の推進の方向性より一部改変

在宅医療・介護に関する仕組み

◆【訪問看護の拡大】

・1992年の医療法改正で，「居宅等」が「医療提供の場」として認められた。さらに1994年の健康保険法改正で，年齢に関係なく医療保険により訪問看護サービスが受けられるようになった。

・介護保険法（2000年施行，2005年改定）において訪問看護および介護予防看護の給付が規定され，疾病の有無や病状の程度に関係なく，予防を含め，医師が必要と認めた場合には，訪問看護サービスが受けられるようになった。

◆【在宅療養支援診療所の設置】

・2006年の診療報酬改定では，「在宅療養支援診療所」が診療報酬上の制度として導入され，緊急時の往診や看取り機能が評価され，在宅医療のさらなる推進が図られている。

・在宅療養支援診療所は2014年現在，国内全診療所の約1割。

◆【地域包括ケアシステム】

・2007年の医療法改正では，「医療機能の分化・連携の推進による切れ目のない医療の提供」「在宅医療の充実による切れ目のない医療の提供」「在宅医療の充実による患者の生活の質〈QOL〉の向上」がうたわれている。

・在宅で療養生活を送る人々の健康と生活を守るためには，在宅医療の推進とともに福祉との連携により地域包括ケアシステムの体制づくりが不可欠であり，地域の医療・介護の関係機関が連携して，包括的かつ継続的な在宅医療・介護の提供が重要となる（図1-2）。

◆【在宅看護の場の広がりとサービスの変化】：介護保険法でも，法律上「居宅等」と表現されている中，在宅看護の場の広がり（医療機関，介護保険施設，介護保険事業所，グループホームなど）やサービスの変化（療養通所介護事業，複合型サービスなど）が起こっている。

疾病や障害を抱えた人の社会参加

◆【ノーマライゼーション】：住み慣れた地域社会において，障害者も健常者も何の区別もなく生活していくことが望ましい姿であるというノーマライゼーションの考え方である。社会保障においては，自ら働いて生活や健康を守る自助，近隣や知人，友人，ボランティアなどのインフォーマルな互助なども重要であり，同時に疾病や障害をもつ人々の社会参加が不可欠とされる。

◆【国際生活機能分類〈ICF；International Classification of Functioning, Disability and Health〉】：ノーマライゼーションの考え方は，ICFの考え方にも関連している。障害の有無にかかわらず全ての人を対象に，健康状況とそれに関連した状況を，生活機能（心身機能・身体構造・活動・参加といった要素）という中で，人間のもつたくさんの能力（プラス面）を活かして，活動（生活レベル）や参加（人生レベル）を積極的に考えていこうとする考え方である（図1-3）。

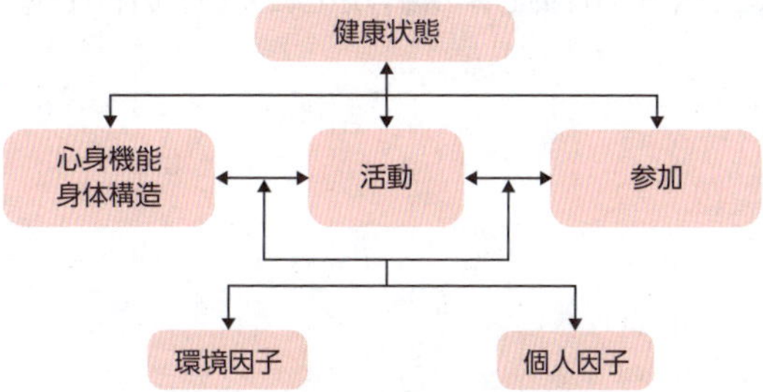

図1-3　国際生活機能分類〈ICF〉

WHO，2001より一部改変

在宅医療・介護と制度

看護師国家試験　一般問題

☑ 介護保険法施行令において特定疾病に指定されているのはどれか。102-P55
1 脊髄損傷
2 Crohn〈クローン〉病
3 脳血管疾患
4 大腿骨頸部骨折

解答・解説

1 ×脊髄損傷は，交通事故や転落などによって脊椎の脱臼や破裂で中枢神経の損傷をきたした結果起きるもので，特定疾病ではない。

2 ×厚生労働省による特定疾患の一つで，小腸や大腸粘膜に原因不明の慢性炎症や潰瘍を引き起こす腸疾患である。

3 ○ 40～64 歳までの第 2 号被保険者は，介護保険法施行令で定めた疾病に罹患した場合に適用される。

4 ×高齢者に起こりやすい骨折で骨の癒合がしにくいといわれる。特定疾病ではない。

2 在宅看護の対象と生活

1 在宅看護の対象者……12
2 対象者の生活……16
3 在宅看護の提供方法……21

在宅看護の対象者

学習の要点

地域には，様々な健康レベルの人が，様々な意思や希望をもち生活しています。看護の対象は，乳幼児から高齢者までの全年齢層であり，対象者に関係する全ての疾患や障害となり，その家族も対象となります。

在宅看護の対象者

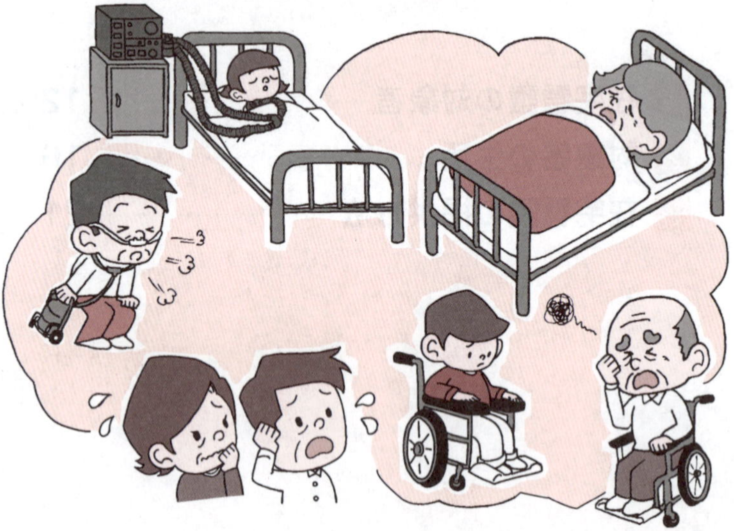

疾病をもつ人と家族

◆【対象者の分類】

- **生活習慣病**などの慢性疾患や**難病**などで完全な治癒が期待できず，疾病をもち，**外来通院**などで治療を継続しながら社会生活を送っている人々とその家族
- 治癒困難な状態になり**終末期の在宅療養**を希望する人々とその家族
- 急性期の治療を終えた**退院患者**とその家族

◆【疾病の種類】

・脳血管障害後遺症（4～5 割）
・認知症（初期～重度期含め 4 割）
・循環器疾患，呼吸器疾患（慢性閉塞性肺疾患〈COPD〉→在宅酸素療法），腎不全（血液透析・腹膜透析），悪性腫瘍，精神系の疾患，感染症（HIV 感染者，エイズ発症者），難病など

障害をもつ人と家族

◆【対象者の分類】

・疾病や事故などによる障害をもっているため，日常生活動作〈ADL；Activities of Daily Living〉の自立度が低く，日常生活上，専門的な介助を要する人々とその家族
・病院を退院後も，機能回復や家庭生活・社会生活の復帰を目指して，在宅でのリハビリテーションが必要な人々など

◆【障害の種類】

・骨・関節疾患（変形性股関節症，大腿骨頸部骨折など）
・関節リウマチ，神経難病（筋萎縮性側索硬化症〈ALS〉など）
・事故・外傷による中途障害者，パーキンソン病など

対象者・家族の特徴

◆【対象者の特徴】

・要支援者：訪問看護を受けなくても地域の施設を利用しながら自立生活を維持している人
・医療依存度の高い人：難病などで 24 時間体制の介護・医療の必要な人々
・終末期にある人：がん末期や老衰などの終末期にある人々
・精神的課題を有する人：認知症や統合失調症などで地域での介護・医療・見守りを要する人々

◆【訪問看護ステーション利用者】（平成 25 年介護サービス施設・事業所調査結果）

・介護保険の対象者が 73.8%
・医療保険の対象者が 26.2%

◆【家族（介護者）の続柄】

・6 割以上が同居している人（配偶者が 26.2%，子が 21.8%）
・約 7 割が 60 歳以上。高齢者が高齢者を介護する老老介護が多く，家族への看護も必要である。

◆訪問看護の対象者は，法制度で規定されている（p.104〜107 参照）。

在宅看護の対象者

看護師国家試験　一般問題

☑ 訪問看護の利用者の特徴として正しいのはどれか。102-A57
1 年齢は65〜69歳が最も多い。
2 要介護度は要支援2が最も多い。
3 脳血管疾患を含む循環器系疾患が最も多い。
4 介護保険よりも医療保険によるサービス受給者が多い。

解答・解説

1 ×訪問看護ステーションの利用者は全年齢である。年齢階級別にみると80〜89歳が最も多く，次に70〜79歳，そして90歳以上となる（平成25年介護サービス施設・事業所調査）。
2 ×要介護度でみた訪問看護の対象者は要介護5が最も多く，中・重度者が対象としては多い（平成25年介護サービス施設・事業所調査）。
3 ○在宅看護・訪問看護の対象者の疾患は多種多様であるが，全年齢で比較した場合に最も多くみられるのが循環器系の疾患で，なかでも脳血管疾患が多い。
4 ×訪問看護ステーションの保険種別の利用者数は，平成25年度利用者総数約40万人のうち介護保険73.8%，医療保険26.2%であった。

☑ 40歳以上64歳以下の在宅療養者で介護保険のサービスを利用できるのはどれか。98-A49
1 脊髄損傷
2 クローン病
3 パーキンソン病
4 ベーチェット病

解答・解説

1 ×第2号被保険者の介護保険受給該当者は，老化に起因する16の特定疾病に罹患し，要介護状態または要支援状態にあると判断された場合に限る。脊髄損傷は特定疾病ではない。
2 ×クローン病は難病（特定疾患）ではあるが，特定疾病ではない。
3 ○パーキンソン病は難病（特定疾患）であり，特定疾病でもある。
4 ×ベーチェット病は難病（特定疾患）ではあるが，特定疾病ではない。

第2章 対象者の生活

学習の要点

在宅看護が病院における看護と大きく違う点は，主に人々の“生活の場”に訪問して看護活動を行うことです。病気や障害をもっていても，自分の家で自分らしく生活する人を対象としており，対象者は在宅では治療中心・健康を第一に考えた生活はできません。在宅看護は，対象者の生活を尊重した“生活重視”の姿勢が基本であり，その人々の生活の営みの中で看護をします。そこで，対象者の住環境や生活環境も含めて，“生活”について理解することが大切です。

看護の場は生活の場

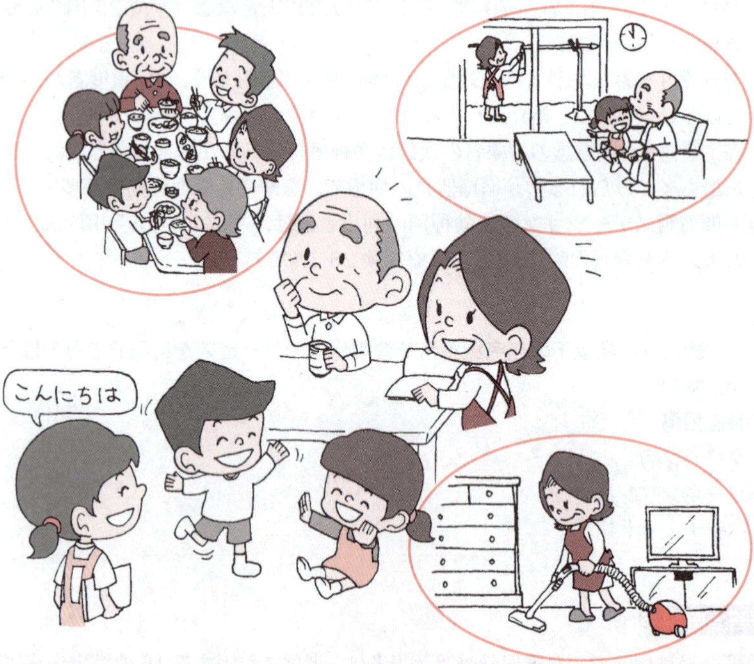

生活の場の種類

◆【家　庭】

・一般的には家族を単位としている。

・家族員それぞれの**ライフサイクル**に沿った24時間の家庭生活や社会生活の基本となる。

・どの**ライフステージ**であるかにより，家庭内外での役割や経済的・時間的生活も大きく変化する。

◆**【居住系施設】**：グループホーム，特別養護老人ホーム，介護老人福祉施設など

ライフサイクルに合わせた看護

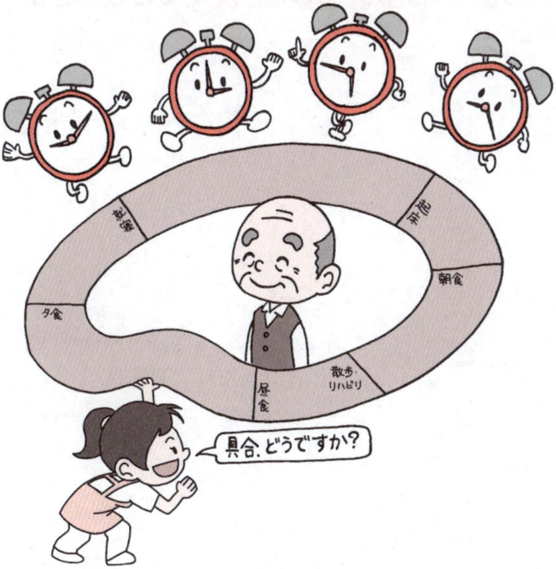

生活様式と価値観

◆家庭は一般的な生活の場であり，極めて**プライベート**な場であり，療養者だけでなく，同居家族の一人ひとりにとっても**楽しみ**や**くつろぎ**のある場である。また，個々の生活には今までの**長い家族の歴史**と**長年培われた生活習慣**が大きい位置を占めている。

◆その家族の**生活史**・**生活習慣**・**生活信条**・**健康観**などを理解することは基本である。看護者の価値観で判断せず，対象者が何を大切にしているかを知り，“**自分らしい生活**”を阻害している問題と解決策を対象者と一緒に考えていく。

◆家庭に出向いて行う訪問看護は，対象者の**生活設計・生活時間を考慮**し，生活環境に適した個別的で実践可能な指導や援助であることが大切である。

◆療養者と家族は，望む生活の実現のために自分たちの生活をどのようにしていくか意思決定しなければならない場面があり，その**意思決定を見守り支援すること**も看護職の役割である。

◆療養者と家族が望む生活を維持し自立できるように支援するために，その**意思に添えるような地域・環境を整えること**も必要となる。

看護師国家試験　一般問題

☑ 平成26年（2014年）の国民生活基礎調査で，世帯総数における核家族世帯の割合に最も近いのはどれか。104-P8 （改変）

1 30%
2 45%
3 60%
4 75%

解答・解説

1 ×
2 ×
3 ○
4 ×

平成26年の国民生活基礎調査では単独世帯27.1%，核家族世帯59.2%，三世代世帯6.9%であった。

☑ Aさん（66歳，男性）は，脳出血で入院している。病状が安定し，自宅への退院の準備をすることになった。Aさんは，リハビリテーションと介護が必要な状態であるが，妻から「夫のために自宅を改修するので，すぐには自宅で介護できない」と相談があった。Aさんは妻と2人で暮らしている。
退院直後のAさんの生活の場として適切なのはどれか。100-P48

1 ケアハウス
2 グループホーム
3 介護老人福祉施設
4 介護老人保健施設

解答・解説

1 ×軽費老人ホームの一つのケアハウスは，自炊ができない程度の身体機能の低下があるか，高齢のため独立して生活するには不安があり，家族による援助を受けるのが困難な60歳以上の人が対象となっている。ここでは介護もリハビリテーションも受けられないので不適切である。
2 ×グループホームは少人数での生活を提供するものであるが，認知症高齢者を対象としており，脳出血後のAさんは対象とならない。
3 ×介護老人福祉施設はいわゆる特別養護老人ホームで，身体上・精神上著しい障害があるため常時介護を必要とし，在宅介護が困難な要介護者に介護を提供する。介護は受けられるがリハビリテーションは受けられない。

4 ○介護老人保健施設は，病状が安定している要介護者を対象に，入所者の能力に応じた自立と自宅での生活復帰を目指し，当人の意思を尊重しながら日常生活の世話や看護・医療・リハビリテーションなどのサービスを提供する施設で，約3か月の入所期間で在宅復帰を目的とした中間施設と言われており，Aさんの退院直後の生活の場として相応しい。

第2章 3 在宅看護の提供方法

学習の要点

在宅看護には，地域で生活する療養者を，看護職が訪問看護ステーション・医療機関の訪問看護部門，地域包括支援センター，市町村保健センター，保健所などから“生活の場”へ出向いて支援することだけでなく，医療機関の外来や診療所での継続看護の実践，通所施設，短期入所施設に訪れた人々への支援も含まれます。その提供方法の特徴を理解しましょう。

在宅看護を提供する機関

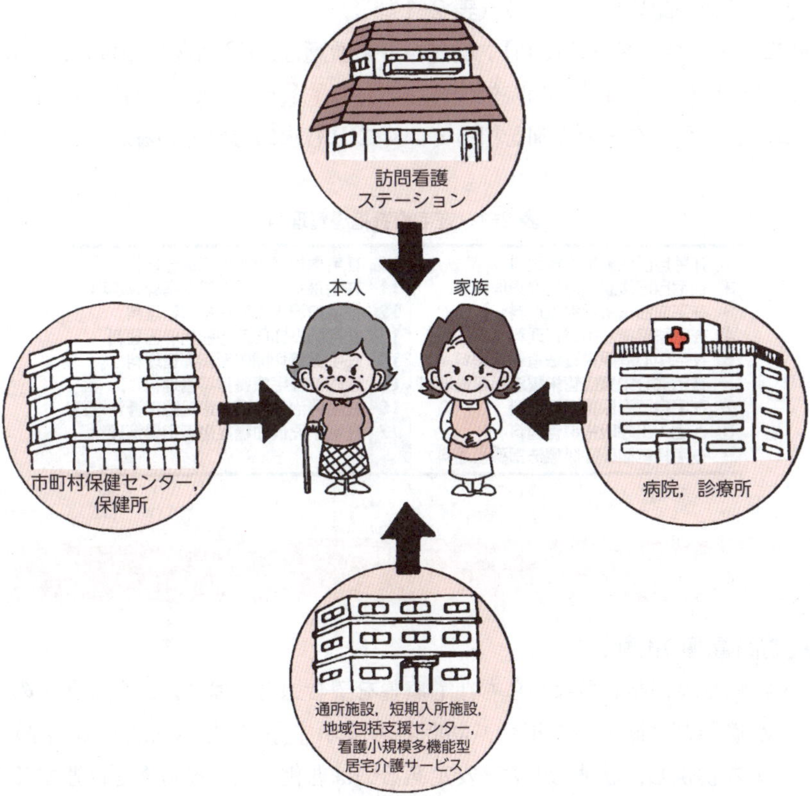

外来看護

◆【継続看護】：外来通院患者の生活の根拠はその人の生活する場（在宅）にあり，継続看護という視点と患者の立場を重ねてみると，外来看護は在宅看護の重要な一領域である。

◆【療養相談・指導】：在院日数短縮化と在宅医療の推進，増加する在宅療養者，多様化する在宅療養上の問題への対応のための在宅専門外来などの設置も進んでいる。近年，診療の補助業務中心になりがちだった外来看護の機能が変化しており，看護の提供方法は，療養相談・指導の機能が主となりつつある。

◆【在宅療養指導管理料】：1992年には外来で看護師が行う療養相談・指導に対して在宅療養指導管理料が認められた。現在，以下の17種類の指導管理が認められている（表2-1）。

◆【コーディネーターの役割】：現在の外来看護は，特に病棟看護師などの病院内職種との連携，病院外の地域の保健医療機関との連携を行い，コーディネーターの役割を担っていくことも求められている。

表2-1　在宅療養指導管理料

1	在宅自己注射指導管理料	10	在宅悪性腫瘍患者指導管理料
2	在宅自己腹膜灌流指導管理料	11	在宅寝たきり患者処置指導管理料
3	在宅血液透析指導管理料	12	在宅自己疼痛管理指導管理料
4	在宅酸素療法指導管理料	13	在宅肺高血圧症患者指導管理料
5	在宅中心静脈栄養法指導管理料	14	在宅気管切開患者指導管理料
6	在宅成分栄養経管栄養法指導管理料	15	退院前在宅療養指導管理料
7	在宅自己導尿指導管理料	16	在宅難治性皮膚疾患処置指導管理料
8	在宅人工呼吸指導管理料	17	在宅小児低血糖症患者指導管理料
9	在宅持続陽圧呼吸療法指導管理料		

訪問看護

◆【訪問看護の役割】

・疾病や障害をもちながらも在宅療養を望む患者や家族が，在宅ケアの方が適切と判断された場合，訪問看護師が生活の場へ訪問して看護ケアを提供し，状態の改善・安定あるいは悪化の防止や危機を回避するなどして，居宅（家庭や施設*）での充実した生活が送れるように援助する。
・患者・家族の自立支援と中重度要介護者の在宅生活継続のための支援も行う。

◆【訪問看護の位置づけ】：2000（平成12）年度から，介護保険法に規定する居宅サービスに位置づけられ，以下の事業所*との委託契約で訪問看護の提供を行えることになり，施設や居住系サービスにおける重度化への対応，終末期ケアへの対応も強化されつつある。

＊介護老人福祉施設（特別養護老人ホーム），短期入所生活介護（ショートステイ），認知症対応型共同生活介護（グループホーム），特定施設入居者生活介護（有料老人ホーム，ケアハウスなど）など

◆【訪問看護サービスの内容】

1	病状観察	11	排泄の管理・指導・援助
2	日常生活の介助	12	身体の清潔保持の管理・指導・援助
3	本人の療養指導	13	服薬管理・指導・援助
4	家族等の介護指導・支援	14	在宅酸素療法の管理・指導・援助
5	社会資源活用の相談・支援	15	喀痰および気道内吸引の管理・指導・援助
6	認知症・精神障害に対するケア	16	気管カニューレ・人工呼吸器療法の管理・指導・援助
7	リハビリテーション	17	在宅輸液の管理・指導・援助
8	褥瘡・創傷部の管理・指導・援助	18	連続携行式腹膜灌流の管理・指導・援助
9	経口栄養の管理・指導・援助	19	ターミナルケア
10	経管栄養・中心静脈栄養の管理・指導・援助	20	緊急時の対応

入所施設での看護

◆【介護老人福祉施設】
・介護保険法に基づく入所施設である。
・常時介護を必要とし居宅において介護を受けることが困難な要介護者の健康管理や療養上の世話を行う。
・終の住処となる人に対して看護職がケアを行うこともある。

◆【介護老人保健施設，介護療養型医療施設】：医療施設であり，医療処置の必要な入所者に対応するため，看護師も配置されている。

◆【訪問看護との連携】：居住系サービス提供の施設で利用者に健康上の問題が発生した場合は，施設内職種と訪問看護との連携も必要となる。

通所施設での看護

◆【通所施設の役割】：在宅で介護や支援が必要な人が，デイサービスセンターや特別養護老人ホーム，介護老人保健施設，病院などに出向いて，入浴，食事，レクリエーションなどの様々な介護サービスやリハビリテーションを受ける場である。

◆【看護職の役割】：利用者に対し，健康状態のアセスメント，健康相談，生活指導など，医療面からのサポート，利用者の心身機能の回復に向け看護の視点から支援する。さらに関係機関との連携，他職種との協働の役割もある。

◆【対象者からみた特徴】：多くの利用者と触れ合う機会の確保と介護者の負担軽減の意味もある。

◆【療養通所介護】
- 2006 年 4 月に介護保険制度において創設された。
- がん末期・神経難病などの医療ニーズと介護ニーズの高い中重度在宅療養者が，介護療養型医療施設などに出向いて日中必要な医療と介護を受けるサービス
- 在宅支援と家族のレスパイトケア（休息ケア）を目的とし看護を行う。

看護師国家試験　一般問題

☑ 介護老人福祉施設の説明で適切なのはどれか。100-P64

1 入所は市町村の措置による。
2 入所者数 200 につき 3 人の看護職員がいる。
3 入所者数 100 につき 1 人の常勤の医師がいる。
4 常時介護を必要とする 65 歳以上の人を対象とする。

解答・解説

1 ×特別養護老人ホームに入所するには，都道府県，市または福祉事務所を有する町村の措置決定が必要であったが，介護保険では自分で選んで直接入所交渉をすることが可能である。設問の市町村の措置ではない。

2 ×看護職員の配置人数は，入所者が 131 人以上の場合，常勤換算で 4 人以上配置する。そして入所者 130 人を超過する人数が 50 人を超えるごとに，さらに 1 人以上加算する。

3 ×入所者の健康管理および療養上の指導を行うために必要な人数の医師（非常勤でも可）を配置することであり，常勤の医師とは指定されていない。

4 ○ 65 歳以上の，身体上または精神上著しい障害があるため常時介護を必要とする者で，居宅において適切な介護を受けることが困難な者を入所させる施設である。

☑ 在宅療養者に初回訪問を行う際の訪問看護師の対応で適切なのはどれか。**2 つ選べ**。101-P86

1 療養者と契約書を取り交わす。
2 緊急時の連絡方法を確認する。
3 初回訪問前の情報収集は行わない。
4 病院で指導された介護方法は変更しない。
5 初回訪問日は療養者に医療的な問題が起きてから決める。

解答・解説

1 ○原則は事業所と療養者の契約締結で訪問が可能になり，初回訪問が始まる。現実には初回訪問と同時に契約をすることが多い。

2 ○初回訪問したその日に急激な病状変化もあり得るので，初回訪問で緊急時の連絡がつくようにする。

3 ×初回訪問前に患者情報は連携機関から得ているが，訪問看護として必要と考える項目は改めて確認をして情報収集する。

4 ×対象者の生活を尊重するため，病院で指導された介護方法を変更することもある。

5 ×療養者に医療的な問題が起きてから初回訪問日を決めるのでは遅い。むしろ問題が起きないように，問題の起きる以前から関わる。

看護師国家試験　状況設定問題

62歳の男性。58歳の妻と25歳の長男との3人暮らし。脳梗塞で左片麻痺があり，要介護3。言葉は不自由であるが意思疎通は図れる。現在，通所介護を週1回，病院のリハビリテーションを月2回，訪問看護を週1回利用している。通所介護では仲間との交流があり満足している。リハビリテーションでは主に立位保持と車椅子移乗練習を行っている。主な介護者は妻で介護を始めて2年になるが，健康状態は良好である。ケアプランの総合的な援助の方針は「安全で自立した生活を支援する」である。

☐ 看護目標で最も優先度が高いのはどれか。99-A91

1 ADLの維持
2 関節拘縮予防
3 褥瘡発生予防
4 地域社会との交流

☐ これまでは通所介護と自宅とで週1回ずつ入浴し，月に一度は息子も手伝っている。妻から「最近腰が痛くて，お風呂の介助が負担になってきました。どうしたらよいでしょうか」と相談があった。
訪問看護師の対応で最も適切なのはどれか。99-A92

5「入浴は通所介護だけにしましょう」
6「ケアマネジャーと相談してみましょう」
7「自宅での入浴は息子さんに任せましょう」
8「地域包括支援センターに相談しましょう」

☐ 3か月後，ひとりで車椅子移動ができるようになった。男性は「自分の行きたいところに出かけて気分転換したい」と言う。
自立度をさらに高めるために，介護保険で利用できるサービスで適切なのはどれか。99-A93

9 電動車椅子の貸与
10 タクシー料金の助成
11 ホームヘルパーの派遣
12 ガイドヘルパーの派遣

解答・解説

1 ○ ADLを維持していくことは廃用症候群の予防につながる。また，活動範囲の拡大や生活意欲の向上への動機づけにつながることがあるため優先度は高い。

2 ×関節拘縮は廃用症候群の一つであり，ADLの維持が関節拘縮の予防につながる。

3 ×褥瘡も廃用症候群の一つであり，寝返りができないなどADLの低下が褥瘡発生の危険要因となるため，ADLの維持が優先される。

4 ×通所介護やリハビリテーションなど社会資源の活用が社会との交流につながっているため，地域社会から孤立しているとは考えにくい。

5 ×清潔ケアは褥瘡の予防や早期発見など全身観察のよい機会であるため回数を減らすというより，看護者やホームヘルパーによる入浴介助や福祉用具を導入することで，以前と同じように自宅での入浴は十分に可能である。

6 ○ケアマネジャーと連携し，入浴方法や福祉用具の導入などを検討していく。

7 ×家族を社会資源として考えるより，息子の思いや生活も尊重し，一緒に問題解決する方法を考えていく関わりが大切である。

8 ×地域包括支援センターは，地域住民の保健医療福祉の向上を包括的に支援する役割がある。相談窓口はあるが，まずは生活・介護状況を把握してケアプランを立案している担当のケアマネジャーに相談する方が適切である。

9 ○介護保険で受けられる福祉用具貸与品である。自立度をさらに高めるためのサービスと考えると適切である。

10 ×介護保険で利用できるサービスではない。助成の対象や方法は自治体によって異なる。

11 ×介護保険で受けられる居宅サービスの一つ。外出支援として，ひとりで外出が困難な場合，散歩などに付き添いをするサービスがある。しかし，自分ひとりで移動動作ができ，「行きたいところへ出かけたい」という本人の意思の尊重を考慮すると適切ではない。

12 ×介護保険で利用できるサービスではない。ガイドヘルパー（移動介護従事者）は，視覚障害，全身性障害，知的障害のある人の移動介助業務を行うための支援費制度上の資格。

3 在宅看護の目的

1 自立・自律支援と QOL 向上のための支援……30

2 病状・病態の予測と予防……35

第3章 1

自立・自律支援とQOLの向上のための支援

学習の要点

在宅看護の目的は，地域で療養する人が望む生活の質〈QOL〉を維持し自立支援をするために，社会資源を用いながら“生活の場”における看護を提供していくことです。“自立”とは，その人なりの自立であり，その人らしく生きられるように支援することです。

自立への支援

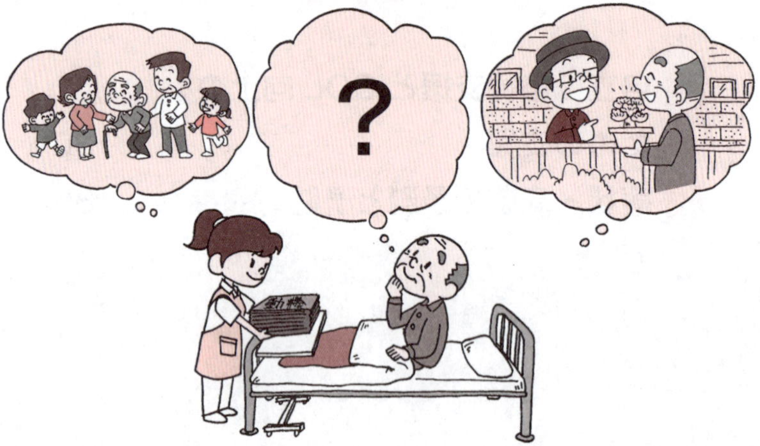

QOLの理解

◆【充実感や満足感のある生活】

・在宅看護では**個人**を主体としたその人自身の生命と**QOL**を考えた看護に焦点が当てられる。

・看護者には対象者のQOLの理解が求められ，対象が充実感や満足感をもって日常生活を送ることができるように働きかける。

・その人を取り囲む家族や他職種と連携し，支援を受ける**療養者の希望**を中心に，望ましい療養環境を考えていく。

◆【治療法・生き方の選択】

・在宅においてもインフォームド・コンセントに基づいて，自分の**QOL**

向上にふさわしい治療法・生き方の選択をすることが重要視されるようになった。

・命には「生物学的生命」と「物語られるいのち」があると言われ，生物学的生命では「生きているのか」そうでないのかが問題にされ，物語られるいのちでは，どう生きるのかが問題となる。どちらに比重を置くかは状況によって異なる。後者はその人の人生やQOLが問われ，その人固有の人生の物語としての命である。在宅療養の場合，どう生きるのか，その人の人生の物語られるいのちが重視される。

セルフケア

◆【オレムによるセルフケアの定義】：人間が自分の生命・健康・安寧（あんねい）の維持・増進を図るために，自ら率先して行う活動のこと。患者であれば，自らの病状を緩和し，進行を防止し，生活障害を可能な限り最小にする目的をもって必要なことを自ら実践していくことをさす。

◆【セルフケアとQOL】：在宅では，対象や家族が様々な困難を抱えつつも生きがいや生きる意味を感じ，その人らしく生きていくことへ積極的になれるように支援する。このために対象のセルフケア能力の向上と，日常生活の質的な向上（QOLの向上）を目指し支援する。

◆【動機づけと信頼関係】：対象者が自立・自律へ向けてセルフケア行動を起こすためには，“動機づけ”が大切であり，このためには本人の自尊心と主体性の保持が鍵となる。療養態度や介護者の介護の仕方を認めて看護者との信頼関係を築くことも大切である。

◆【自立・自律支援のための具体的な看護活動】：可能性に目を向け残存機能を生かして，ADLが拡大するような日常生活援助と対象や家族のもつ潜在能力を引き出す援助を行う。廃用症候群の予防に努める。

社会参加への援助

◆【社会参加の効果】：社会参加は実質的な活動を増加し，セルフケア能力を高めQOL向上にもつながり，身体的にも精神的にも，良い効果が期待できる。高齢者の社会参加は地域の活性化にもなる。老人クラブ，自治会，ボランティアなどがある。

◆**【役割の確立】**：療養者が家庭や地域社会で“役割”を担っていることを意識づけていくこと（役割の確立）は，存在感や帰属感となり自尊感情を高め，自立へ向けた効果的な関わりにつながる。支援を受ける人の存在の意義をその人自身が確認し，またその意義を他の人から承認してもらうことにもなる。

◆**【国際生活機能分類〈ICF〉】**：病気になると，いかにその病気を治すか，いかにその障害を治すかということに医療者も本人・家族も意識を集中してしまいがちであるが，疾病や障害があっても，人間のもつたくさんの能力を活かして，活動や参加を積極的に考えていこうとする考え方である（p.9 図 1-3）。

自立・自律支援とQOLの向上のための支援

看護師国家試験　一般問題

☐ 訪問看護師の関わりで最も適切なのはどれか。104-A69

1 看護師の判断で訪問時間を延長する。
2 療養者のライフスタイルを尊重する。
3 1人暮らしの療養者では家族のことは考慮しない。
4 訪問時間以外での療養者との個人的な付き合いを大切にする。

解答・解説

1 ×訪問看護実施時間は要介護度などに応じた支給限度額の範囲の中で医師の指示書に基づき決定される。また費用の問題も発生するため，独断では決められない。
2 ○在宅では，生活する療養者の意思を尊重しながら看護を行う。
3 ×療養者の中には，家族がいても1人暮らしを選択する場合がある。家族との関係のありようを確認しつつ，療養者への協力や支援状況について把握しておくことは重要である。
4 ×看護者と療養者は訪問看護を通して生じる関係である。利害が発生するような関係性は倫理的に問題となるため，個人的な付き合いは好ましくない。

☐ 在宅看護の原則として正しいのはどれか。101-A45

1 療養者の自己決定を尊重する。
2 日常のケアは看護師が中心に行う。
3 居室の環境整備は医療者の意向を優先する。
4 介護保険の導入は介護支援専門員が決定する。

解答・解説

1 ○住み慣れた場所での療養を選択している訳であり，療養者が自己決定したことへの支援が看護援助の大前提である。
2 ×療養の場が生活をしている場でもあり，日常のケアは介護者（家族など）が担う。看護師は決められたときの訪問となり，日常ケアの指導や観察が中心となる。
3 ×居室は療養者の療養の場でもあり，生活の場でもある。その適切な環境について，医療者は情報の提供はしても最終的には療養者・家族の意向を大切にする。
4 ×社会資源の一つである介護保険の導入は，介護支援専門員（ケアマネジャー）が情報の提供を行うが，導入の可否の最終決定は療養者もしくは家族となる。

☐ 96 歳の女性。要支援 2 の認定を受け，介護予防通所介護を利用している。援助として適切なのはどれか。102-A63

1 入浴は特殊浴槽を使用する。
2 排泄時には援助者が下着を脱がせる。
3 椅子に座るときには安全ベルトを使用する。
4 運動を取り入れたレクリエーションへの参加を促す。

解答・解説

1 ×特殊浴槽は，歩行困難者や重度の障がい者が負担なく入浴できるよう設計された浴槽であるため，要支援 2 では必要ない。
2 ×排泄は，ほぼ自分で行うことができると推測できるため，自立を促す。
3 ×安全ベルトは，坐位保持が安定しない人のために使用するため，要支援 2 では必要ない。
4 ○要介護状態になることを防ぎ，生活機能を向上させるために必要な援助である。

第3章

2 病状・病態の予測と予防

学習の要点

在宅看護は医療者による 24 時間管理ではなく，他の時間は療養者本人と介護者（家族）が，療養生活の大部分を担っています。何か異常があっても，看護師には迅速な医師への報告や対応が困難な場合もあり，対象に起こりうる健康問題の予測とそれを回避するための予防的視点をもち，対象へはその教育・支援を行います。

病状・病態の予測と予防

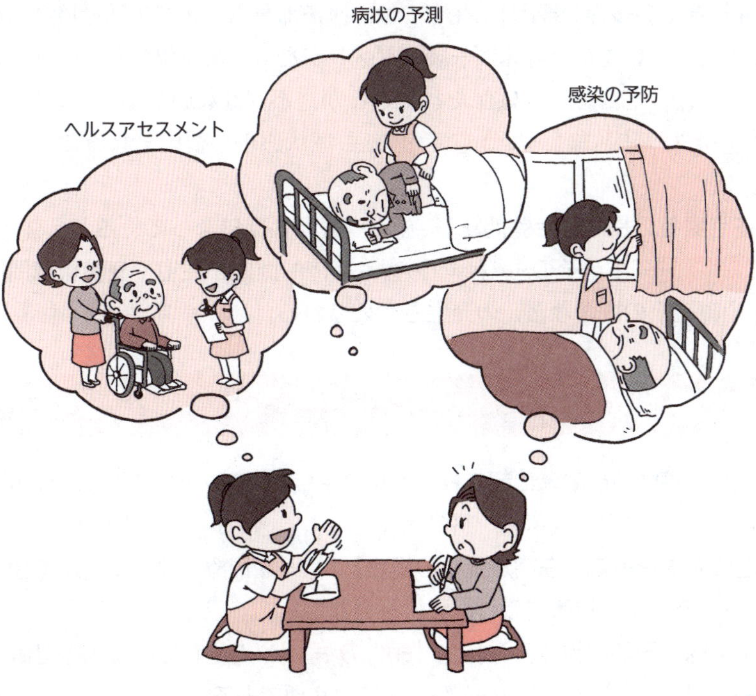

ヘルスアセスメント

◆【総合的アセスメントの重要性】：ヘルスアセスメントとは，身体状況の把握から分析するフィジカルアセスメントに加え，社会や生活環境の情報*もセットでアセスメントする総合的アセスメントのこと。在宅療養者に対する的確な看護判断と適切な看護実践の提供のための根拠となる。

＊収集する情報；健康歴，身体診査技術（フィジカルアセスメント），精神状態および心理社会的アセスメント

◆【生活者としての療養者】：療養者を病人である以前に“生活者”として捉え，生活環境全体をアセスメントして診療・治療に役立てるという看護師独自の視点が必要である。対象に関心と倫理的配慮をもち，看護の目的を意識しながら，コミュニケーションを通して行う。

◆【症状悪化の多様な要因】：在宅では，医療器具も含めて生活環境は清潔さが保たれているか，身体に一層のダメージを与える感染症などの予防体制は十分か，心身の安定は保たれているか，不安はないかなど，直接的に疾患とは関係ないようなことでも症状悪化の要因となることは多々ある。

◆【在宅療養の長期化と諸問題】：在宅療養が長期になってくると，生活上の諸問題（生活そのものへの影響，経済的問題，住宅や療養環境問題，医療継続上の問題など）の発生も考えられる。

病状経過の予測

◆【在宅療養中の高齢者に起こりやすい合併症】：筋や関節の拘縮，廃用症候群，褥瘡，脱水，低体温，感染症など

◆【医療処置を継続し在宅療養中の場合】：様々な治療上のトラブルや使用機器のトラブル，特徴的な合併症の併発など

◆【個別的・予防的視点】：対象の個別の病状や実施している医療処置に関連づけた予防的視点での観察やケアが必要である。

◆【高齢者の場合】

- 訴えが少ないという特徴をふまえ，特定の訴えから一つの臓器にのみ注意を集中させない。
- 疾病の鑑別・重症度・緊急度の判断に必要なポイントを聞きとり，薬物

の作用の可能性も常に念頭に置く。
・服薬コンプライアンスにも注意を払う。

◆【看護師に求められること】
・療養者の身体面の異常を察知し，対処を看護師自身が独立して考えることが求められる。
・今後どのような症状が起こりうるのか，様子を見ていてよい状況なのか，医師の診察を仰ぐべきか，救急車を呼ぶべきかなどの判断も求められる。

在宅での感染予防対策

◆【感染予防の支援】：在宅療養者の入院のきっかけになる原因の一つが，感染症の併発による病状の悪化であり，療養者や家族が自ら感染症予防を行えるように支援する。

◆【感染予防のポイント】

①環境の整え
・療養者の日常生活を営む場所は，日当たりのよい湿気の少ない場所
・室内および寝具・寝衣の清潔，日光に当て換気する。

②療養者や家族の対策
・手洗いとうがいの習慣化
・免疫力の低下を予防するため，食事・睡眠・清潔を保持する。
・メンタルヘルスの維持対策，インフルエンザの予防接種

③訪問看護における対策
・療養者に接する前・後と処置の前・後の手洗いとうがいの習慣化
・処置にはディスポーザブルのグローブやエプロンを使用する。
・感染源にならないよう予防接種を受ける。
・定期健診を受け，体調不良時は代理者の訪問にするなど調整する。
・感染症のある療養者への巡回訪問は最後にし，他の療養者への感染を予防する。
・医療処置で用いた医療器具や衛生材料の廃棄物は，医療機関で処置する物，居住地の市町村で取り扱う物を確認して廃棄する。

◆【感染症患者の訪問看護】（p.39 表 3-1 参照）

①MRSA

・血液や痰，尿，糞便などに存在する。
・接触感染なので，療養者専用の物を準備する。
・免疫力の低い高齢者や乳幼児は，接触しないように注意する。
・処置をするときは，プラスティックエプロン・手袋を使用する。

②疥　癬

・ヒゼンダニが皮膚に寄生する感染症
・人や衣類，寝具を介して接触感染
・強い痒みを伴う皮疹が指間，手関節，腋窩，外陰部などに出現する。
・個室での生活とし，療養者専用の物を準備する。
・身体を清潔にし，寝衣やタオル，寝具や寝室の清潔を保ち，日光に当てる。
・療養者と接するときには，プラスティックのガウン・手袋・専用靴下を使用する。
・訪問後，訪問看護師の自宅に持ち帰らないようにシャワー浴を行う。

◆【感染症の早期発見と対応】

・在宅ケア従事者の連携と，介護している家族にも感染症による身体の変化を理解させておき，早期発見・早期治療に役立てる。
・感染症による症状は，微生物の種類と感染を起こしている臓器によって様々である。典型的な症状としては，発熱，発疹，咳，下痢。症状が現れない不顕性感染は，水痘・帯状疱疹ウイルス，EB ウイルスなど
・感染症のアセスメントにあたっては，在宅療養者の年齢，居住地，基礎疾患の有無，出現している症状などの情報が必要である。
・時に感染してから発症までの潜伏期間が存在するため，感染症を想定して早期発見につなげる。
・訪問看護で多くみられる感染症が疑われる症状は呼吸器系の症状であり，症状の程度・頻度・継続性・合併する症状・増悪の有無などを確認し，フィジカルアセスメントに基づいて対処する。

表 3-1　感染経路別予防策

感染経路別予防策*	適応患者	適応例
接触予防策	皮膚や周囲環境や物品との直接接触により伝播する恐れのある感染管理上重要な微生物による定着か感染が疑われる患者	・多剤耐性菌 ・クロストリジウム・ディフィシル下痢症 ・食中毒菌による下痢症 ・急性ウイルス性結膜炎 ・疥癬，しらみ　など
飛沫予防策	口や鼻から出る飛沫に含まれ，数 m 以内にいる人の目や鼻，気道の粘膜と接触することで伝播する 5 ミクロン以上の微生物による定着か感染が疑われる患者	・インフルエンザ ・風疹 ・流行性耳下腺炎 ・髄膜炎菌性髄膜炎 ・髄膜炎菌性肺炎　など
空気予防策	口や鼻から出る飛沫が乾燥した後の飛沫核に含まれ，空中を漂い，吸入されることにより伝播する微生物による定着か感染が疑われる患者	・結核 ・麻疹 ・水痘　など

*一患者，一処置ごとの手洗いの励行などの標準予防策（スタンダードプリコーション）は，全患者が適応となる。
坂本史衣：「これだけは知っておきたい！在宅での感染管理」，『コミュニティケア』，**7**（7）：p.40，2005 より一部改変

病状・病態の予測と予防

看護師国家試験　一般問題

☐ ノルウェー疥癬と診断された在宅療養者。
介護者への指導で適切なのはどれか。96-A66

1 療養者のケアには手袋を用いる。
2 入浴はデイサービスを利用する。
3 衣類は家族の物と一緒に洗ってよい。
4 かゆみには副腎皮質ステロイド剤を塗布する。

解答・解説

1 ○寄生数が多いため重症で感染力が強いので，手袋の着用は必須である。
2 ×集団感染の原因となるため自宅の入浴が望ましく，その場合でも入浴の順番は最後にする。
3 ×肌から肌への接触感染であるが，寝具などを介しての感染も起こる。50℃以上の湯に 10 分間浸漬した後に洗濯する。家族の物と別にして洗うよう勧めるべきである。
4 ×ステロイドの外用，内服は禁忌である。

病状・病態の予測と予防

看護師国家試験　状況設定問題

Aさん（85歳，男性）は，80歳の妻と2人で暮らしている。Aさんは，脳梗塞を発症し要介護4の認定を受けて介護療養型医療施設に入院していたが，在宅療養の強い希望があり，退院することになった。訪問看護，訪問介護および通所介護を利用することになっている。

☐ 初回訪問時に，訪問看護師はAさんの手関節，下腹部および大腿内側に赤い丘疹と小水疱を，指間には線状疹を認めた。
疾患として考えられるのはどれか。103-A100（追加試験）

1 疥　癬
2 白　癬
3 伝染性紅斑
4 単純ヘルペス

☐ 訪問看護師が妻に対して行う皮疹に関する生活指導で**適切でない**のはどれか。103-A101（追加試験）

5 毎日室内を清掃する。
6 治るまで来客を避ける。
7 Aさんの衣類の洗濯は妻の洗濯物と分けて行う。
8 ベッドの周囲を次亜塩素酸ナトリウム液で消毒する。

☐ Aさんを訪問するときに訪問看護師がこの感染の媒介者とならないための対応で適切なのはどれか。103-A102（追加試験）

9 訪問終了時に含嗽をする。
10 療養者に接するときはマスクをつける。
11 療養者に接するときはガウンを着用する。
12 療養者に接するときはゴーグルを装着する。

解答・解説

1 ○
2 ×
3 ×
4 ×

指間，下腹部，大腿部のような皮膚の柔らかい部分に赤い丘疹や小水疱ができ，手指間や手掌などに線状疹（疥癬トンネル）を認めるのは，疥癬の特徴である。

5 ○
6 ○
7 ○ 疥癬は皮膚接触や衣類・寝具，落屑などを介して感染拡大するため，室内の清掃や洗濯物の区別は適切である。

8 × 疥癬はヒトヒゼンダニが皮膚の角質層に寄生することで発症するものであり，次亜塩素酸ナトリウムでの消毒の有効性は認められていない。

9 ×
10 ×
11 ○
12 × 通常の疥癬であれば隔離やガウン・手袋の必要はないが，A さんは 80 歳と高齢で要介護 4 の認定を受けており，免疫力低下から角化型疥癬である可能性が高い。角化型疥癬は落屑が付着した衣類・寝具の接触で簡単に感染するため，接する際にはガウンを着用して感染を媒介しないようにする。

4 在宅看護の役割と機能

1 生活の中で必要となる安全管理……44
2 家族への支援……51
3 療養の場の移行に伴う看護……60
4 医療機関との連携……68
5 在宅におけるチームケア……72
6 ケアマネジメント・
ケースマネジメント……82
7 在宅看護における倫理的課題……90

第4章 1

生活の中で必要となる安全管理

学習の要点

在宅療養環境において起こりやすい“リスク”と，その発生の予防の方法を理解しましょう。日頃の習慣や行動パターン，夜間の排泄の頻度や方法などの把握が事故防止に役立ちます。

在宅看護における安全管理

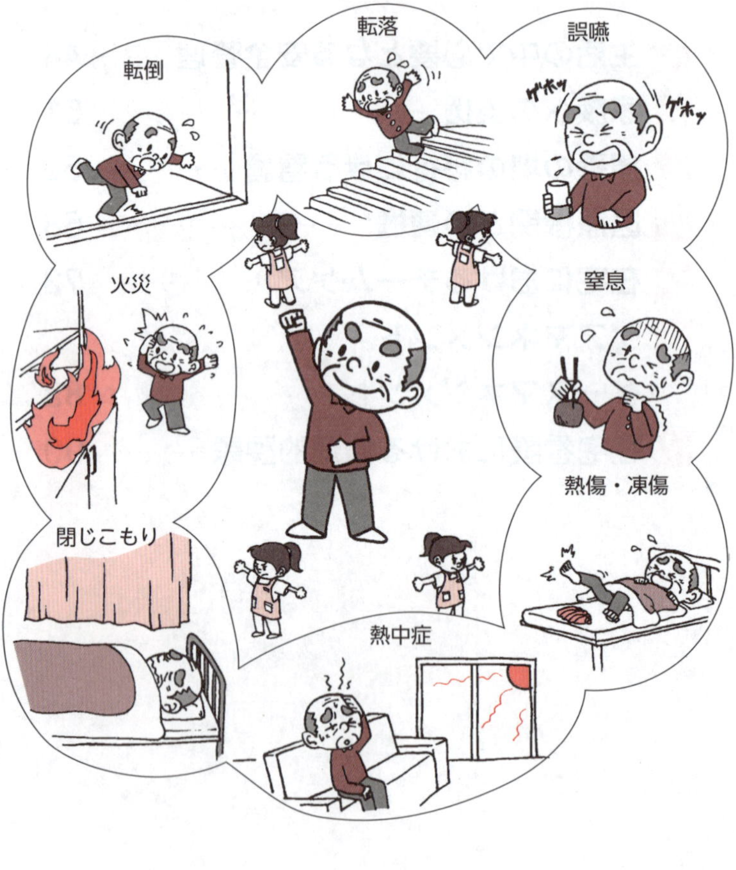

家屋環境の整備

◆【目　的】:「快適かつ安全に過ごすことができる」「可能な限り自立した生活を送ることができる」である。

◆【効　果】:環境整備により，病状の改善や合併症の予防につながり，介護負担の軽減につながることも期待される。

◆【主な対象】

①寝　室:ベッドの機能（高低調節可，落下防止柵，マットレスの通気性など），ベッドの位置（外が見渡せる・家族の様子がみえる，尿器・ポータブルトイレの設置など），温度，湿度，換気の調整など

②トイレ:洋式トイレに改修，段差の解消，ドアの引き戸への変更

③浴　室:入り口・浴室の広さ，滑り止めマット・手すりの設置など

転倒・転落の防止

◆【転倒の頻度】:移動の際の転倒は最も起こりうる“事故”であり，家庭内での高齢者の不慮の事故で最も多いのは転倒で，全体の60%を占める。

◆【背景・要因】:一般に家具の高さ，整理整頓状況，照明の明るさ，高い所の物をとる手段，手すりの有無などが転倒のリスクと関連している。転倒・転落の起こりやすい場面は，室内のわずかな段差，座布団などの床に置いた物，履物，ベッドからの転落，車椅子からの移乗時，入浴時などであり，次のような要因が考えられる。

①本人の身体・精神的な特性（認知力・体力・身体機能）

②介護環境（人・物・空間）の問題

③介助方法（技術・手段・人手）の問題

◆【防止対策】:スロープの設置，室内の整理整頓，スリッパ・サンダルを使用しない，ベッド柵使用，常夜灯設置，車椅子ストッパー確認，浴室の手すり設置・滑り止めマット使用など

誤嚥・窒息の防止

◆【誤嚥の種類】

・**顕性誤嚥**：食物の誤嚥と胃内容物の嘔吐により発症する。食べているときにむせたり，嘔吐物の誤嚥で肺炎を生じる。

・**不顕性誤嚥**：本人も気づかないうちに口腔内の雑菌交じりの唾液の誤嚥，体調不良時に肺炎を発症する。**老人性肺炎**の90%を占める。

◆【嚥下障害への対応】：高齢者は飲み込む**反射力の低下**もあり，**窒息**を起こしやすい。療養者が嚥下機能障害を有する場合，食べ物を気管に飲み込む事故が起きる可能性が高い。誤嚥と窒息を防ぐために，療養者の嚥下機能に適した**食材の性状**，正しい**食事の介助方法**を行う。言語聴覚士による嚥下訓練も効果的である。

◆【嚥下障害のスクリーニング】：**テスト法**と**質問紙法**は，在宅でも簡易にできる。

表 4-1　誤嚥-嚥下前・中・後の比較

発症時	嚥下前	嚥下中	嚥下後
原　因	嚥下反射が起こる前に，だらだらと気道に食塊が流れることで起きる誤嚥 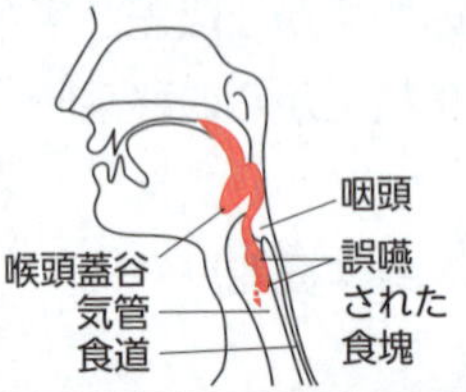	嚥下反射時に喉頭閉鎖のタイミングがずれて，液体などが瞬時的に気道に入ることで起きる誤嚥 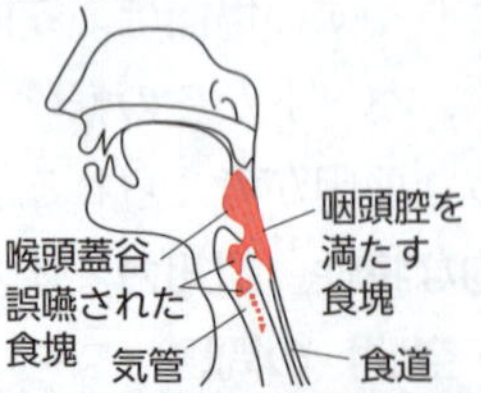	梨状窩などに残留したものが，嚥下後に気道に入ることで起きる誤嚥 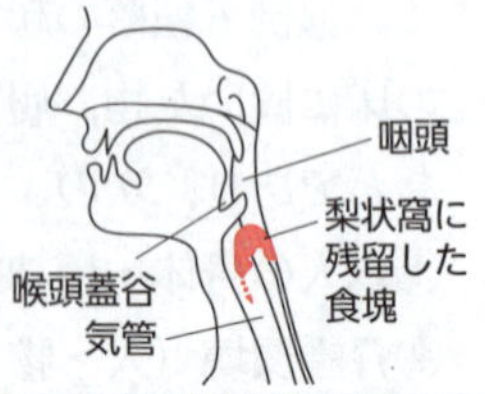

山田律子：『家族看護学を基盤とした在宅看護論Ⅱ【実践編】（第2版）』（渡辺裕子 監），日本看護協会出版会，2007，p.169より一部改変

熱傷・凍傷の防止

◆【熱傷の定義】：熱性物質が皮膚に作用し，**びらん**，**水疱**，**潰瘍**などが局所に起こり，広範な場合には局所のみならず全身的にも変化が現れるものをいう。

◆【受傷深度】

・Ⅰ度：発赤，紅斑

・Ⅱ度：水疱形成，湿潤，びらん

・Ⅲ度：炭化

◆【熱傷の頻度と緊急対応】：高齢者の家庭内事故の死亡原因の第 1 位が熱傷によるもの。身体の 20％以上に起きた場合には，重篤な状態に移行するため緊急処置が必要である。気道熱傷も，その後に気道の浮腫が起こることにより呼吸困難が考えられるため緊急の対応が必要である。

◆【熱傷の予防】

・高齢者の場合，皮下脂肪の喪失，熱産生能の低下などにより寒く感じる。皮膚感覚も低下するので，冬季の湯たんぽなどによる低温やけどが問題となる。

・低温やけどは深部に達しやすく治りにくいため，予防が大切である。

・湯たんぽ，アンカ，カイロ，電気毛布などを使用するときには直接肌に触れないように指導する。

◆【凍傷とその予防】

・凍傷とは，寒冷刺激によって生じる組織の局所障害をいう。

・通常 −4℃以下の凍結温度にさらされたときに発生するが，0℃以下でも長時間さらされると起こる。

・暖房温度に留意し，ウールの靴下・手袋・防止などの防寒具の活用

熱中症の防止

◆【頻度と原因】

・熱中症は高温多湿な環境下で発症し，7〜8 月がピークである。

・熱中症患者の半数は高齢者であり，暑さに対する体温調整機能が低下しているのに加え，渇中枢の感受性が低下しているため，適切な水分補給ができず，脱水・熱中症を発症する。

◆【重症度】

・1 度：熱失神・熱痙攣（けいれん）程度。応急処置で対応可能

・2 度：熱疲労となり，病院搬送が必要な中等症

・3 度：熱射病で，入院して集中治療が必要な重症

◆【予　防】
・水分補給と暑さの回避であり，家族や周りの人が協力して注意深く見守り，こまめな飲水を促す（喉が渇く前，就寝前などが大切である）。
・無理な節電をせず，適度な室温と湿度の調整に留意する（暑さに慣れさせるため，冷房温度は高めに設定する）。

閉じこもりの防止

◆【原　因】：身体的・心理的・環境要因が相互にかかわり，高齢者が家に閉じこもる生活が活動水準の低下を引き起こし，心身の廃用症候群が生じて寝たきりにつながっていく。

◆【予　防】：療養者の自発性を基盤に，看護・介護スタッフの指示を伴う諸々のレクリエーション活動（音楽，ゲーム，スポーツ，旅行，交流など）に参加し遊ぶなどの右脳刺激訓練を組み込んだ場の提供を行う。"嬉しい""楽しい"というような感情が芽生え，自己肯定的感情が良い効果をもたらす。

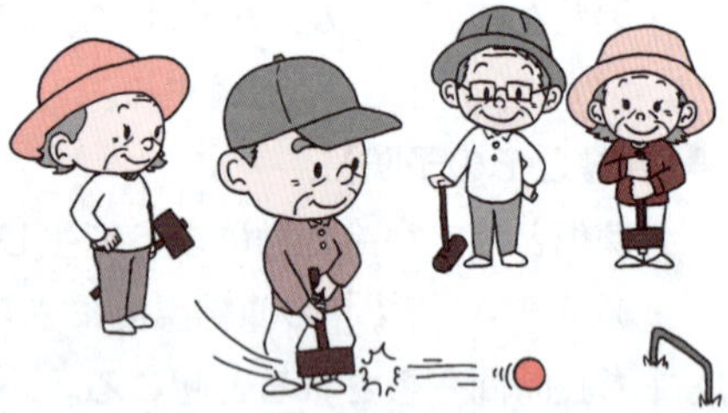

◆【接し方】：療養者が生活の中でより良い方向で自立していくことを促し日常生活の範囲が広がるよう，身体状況と生活状況とを考慮したアセスメントを行い，ともに楽しみ成長していこうとする基本的姿勢をもって接する。

独居高齢者等と火災予防

◆在宅の対象者で火災を起こすリスクが高いのは，在宅酸素療法者と独居高齢者，認知症の患者である。

◆【火の不始末への予防】：本人家族だけではなく近隣への迷惑ともなるため，予防対策が大切である。
・調理器やストーブなどを電気機器に変更する。
・電磁調理器や電子レンジでの調理への変更などの工夫をする。
・火災報知機や自動消火器を設置する。

◆【緊急時への準備と対応】

・日頃から市町村ごとの地域防災計画や予防対策を熟知しておく。いざというときに複数の地域住民で支援体制を組み，行政と民間ボランティアの協力で対処する。

・独居高齢者の場合，家の開錠が必要な場合など，緊急の際，家族の誰と連絡をとるのか，近隣の協力員は誰にするのかなど，離れている家族とも前もって取り決めておく。

・出火時の初期対応方法の検討と早めの対応が大切である（緊急ベルの設置，近隣者の協力，初期消火，早めの避難，療養者の安全確保）。

生活の中で必要となる安全管理

看護師国家試験　一般問題

☑ 在宅療養者の生活において転倒するリスクが最も高いのはどれか。103-P72（追加試験）

1 深い浴槽　　2 段差のない敷居
3 左右に開閉するドア　　4 ベッドに設置した移乗用手すり

解答・解説

1 ○深い浴槽は，浴槽の出入り時にバランスを崩して転倒してしまう可能性が高い。
2 ×段差のない敷居は，転倒予防につながる。
3 ×左右に開閉するドアは，開き戸に比べると転倒の可能性が低い。
4 ×ベッドに設置した移乗用手すりは，転倒予防につながる。

☑ 80 歳の男性の A さんは軽度の認知症で，集合住宅で 1 人で暮らしている。喫煙習慣がある。
生活環境の安全に関する訪問看護の活動で，毎回の訪問時に確認する必要があるのはどれか。**2 つ選べ**。100-A87

1 戸締り　　2 喫煙本数　　3 煙草の吸い殻処理
4 浴室の換気システム　　5 預金通帳の保管場所

解答・解説

1 ○軽度の認知症であるので独居生活を継続することは可能と思われるが，戸締りを失念すると事故に巻き込まれかねないため，毎回注意を喚起することは妥当である。
2 ×喫煙量は健康上の問題から確認する項目であるが，生活環境の安全面で確認する事項ではない。
3 ○吸い殻の後始末ができないと火災に直結するので，喫煙習慣のあるこの事例では安全面で最優先の項目である。
4 ×浴室に限らず屋内に清浄な空気を取り入れる換気を行うことは看護の基本である。しかし浴室の換気システムなどの特別の器械によるものは，その専門家に委ねることが望ましく，毎訪問時に訪問看護が行う確認事項とはいえない。
5 ×認知症の場合，貴重品の保管に関してはトラブルの原因となるため特に注意が必要であるが，生活環境の安全面で確認する事項とはなりえない。

第4章 2 家族への支援

> **学習の要点**
>
> 在宅看護の対象者には，疾病や障害をもつ療養者だけではなく，その家族も含みます。家族が療養者のケアの担い手であり，日常生活を営みながら介護をも担っている家族を理解し支援を行います。家族を捉える場合，在宅看護では血縁や同居といった外的な条件だけでなく，あくまでも成員の意識の中にある"家族"へ注目します。

```
                ┌─────────────────────┐
                │ 家族の健康障害        │
                │ ◆介護による健康障害の出現 │
                │ ◆家族構成員の退行症状の出現 │
                └─────────▲───────────┘
                          │
                ┌─────────────────────┐
                │ 悩みやストレス        │
                │ ◆家族の病気を受け入れる心理的 │
                │  不安                │
                └─────────▲───────────┘
                          │
                ┌─────────────────────┐
                │ 家族の人間関係への影響  │
                └──▲──────────────▲───┘
                   │              │
      ┌────────────────────┐  ┌────────────────────┐
      │ 家族生活への影響    │  │ 社会生活への影響    │
      │ ◆生活が阻害され，経済的に │  │ ◆社会関係との一時的疎遠， │
      │  負担              │  │  社会からの孤立    │
      └─────────▲──────────┘  └──────────▲─────────┘
                │                         │
                └────────────┬────────────┘
                  ┌─────────────────────┐
                  │ 家族による療養者の介護 │
                  └─────────────────────┘
```

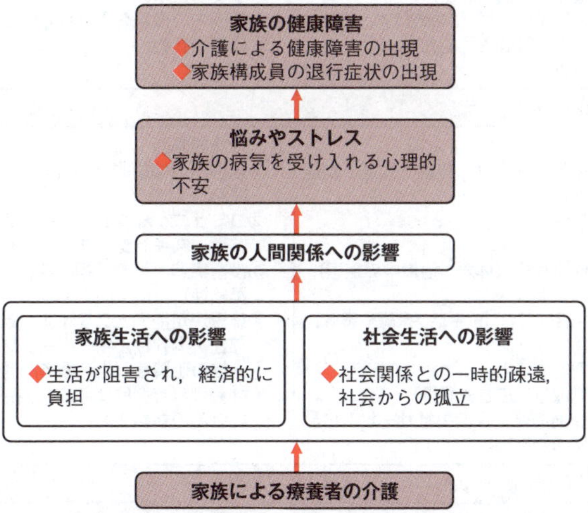

図4-1　在宅療養者の家族への影響

渡部月子：『ナーシング・グラフィカ 地域療養を支えるケア 在宅看護論（第4版）』（櫻井尚子ほか 編），メディカ出版，2013，p.62 より一部改変

家族のアセスメント

- ◆**【家族の多様化と家族機能の変化】**：生活を保持する基本的な機能（生殖機能，社会化機能，ヘルスケア機能，経済機能），集団を維持しつづける機能（情緒機能）があるが，家族を取り巻く社会情勢や環境・価値観の変化に伴い，家族は**多様化**し，家族の果たす役割・機能は**変化**してきている。
- ◆**【アセスメントの必要性と実際】**：家族アセスメントは，在宅療養者がいることで家族に与える影響と療養に対応する家族のもつ力を査定する。

◆家族介護者の身体的・精神的・社会的**危機発生の予測と予防**，**早期発見**，**早期対応**を考慮するためにアセスメントは重要である。

◆**家族介護力***の評価表や**家族アセスメント**の視点（表 4-2）を用いて行われる。

＊家族がその成員である療養者（患者や障害者，高齢者など）に対して行うあらゆる世話や心理的支えなどの看護の総合的な力量のこと。判断力・理解力，実行力，家族関係，意欲，健康状態，介護時間などで評価する。

表 4-2　家族像を形成するための情報収集の内容

1 健康問題の全体像	
①健康障害の種類（診断名など） ②現在の患者の日常生活力（生命維持力，ADL，セルフケア能力，社会生活能力） ③医師の治療方針	④予後・将来の予測 ⑤家族内の役割を今後も遂行できる可能性 ⑥経済的負担
2 家族の対応能力	
A．構造的側面 ①家族構成（家族成員の性，年齢，同居・別居の別，居住地） ②家族成員の年齢 ③職業 ④家族成員の健康状態（体力，治療中の疾患） ⑤経済的状態 ⑥生活習慣（生活リズム，食生活，余暇や趣味，飲酒，喫煙） ⑦ケア技術を習得する力 ⑧住宅環境（間取り，広さ，設備） ⑨地域環境（交通の便，保健福祉サービスの発達状況，地域の価値観）	B．機能的側面 ①家族内の情緒的関係（愛着・反発，関心・無関心） ②コミュニケーション（会話の量，明瞭性，共感性，スキンシップ，ユーモア） ③役割構造（役割分担の現状，家族内の協力や柔軟性） ④意思決定能力とスタイル（家族内のルールの存在・柔軟性，キーパーソン） ⑤家族の価値観（生活信条，信仰） ⑥社会性（社会的関心度，情報収集能力，外部社会との対話能力）
3 家族の発達課題（育児，子どもの自立，老後の生活設計など）	
4 過去の対処経験（育児，家族成員の罹患，介護経験，家族成員の死など）	
5 家族の対応状況	
①患者・家族成員のセルフケア状況 ②健康問題に対する認識 ③対処意欲 ④情緒反応（不安，動揺，ストレス反応） ⑤認知的努力	⑥意見調整 ⑦役割の獲得や役割分担の調整 ⑧生活上の調整 ⑨情報の収集 ⑩社会資源の活用
6 家族の適応状況	
①家族成員の心身の健康状態の変化 ②家族の日常生活上の変化 ③家族内の関係性の変化	

鈴木和子・渡辺裕子：『家族看護学 — 理論と実践（第 4 版）』，日本看護協会出版会，2012，p.78 より一部改変

家族関係の調整

◆家族の結束力や協力体制は様々であるが，基本的には発達危機や状況的危機に陥ったときに，役割構造を変化させるなどしてその状況に適応しようとする働きをもっている。

◆【家族全体へのアプローチ】：在宅看護では，対象と家族を一つの単位として，家族全体へアプローチを行う。家族のそれまでの長い歴史の尊重や関係性の理解をしながら家族関係を調整する。家族員が少ない場合は，介護の役割が集中する家族員の心理面での負担も考慮しつつ，ときには別居している家族の援助や理解を得なければならない。

◆【注意点】：家族のニーズを捉え，療養者と家族の気持ちに無理のない形で，介護力強化・機能強化のためにかかわっていく。

◆【具体的方法】

・家族員の相互の関係性や状況を理解する。
・家族員の相互理解を助ける。
・役割分担の調整を助ける。
・意思決定を促す。
・生活全体を調整する。
・ケアマネジメントを行う。

ケア方法の指導

◆【指導方法】

・様々な問題に主体的に取り組んでいけるように，相手のもてる力を引き出し，セルフケアができるように，あくまでも療養者・家族が望む生き方や生活を大切に，その人らしい生活を取り戻せるよう指導する。
・限られた時間の中でも家族と向き合う時間をもち，介護の大変さを話してもらい共感することで，これからの介護の継続の原動力につなげる。

◆【医療依存度が高い場合】：介護者のやり方を否定したり，自尊心を傷つけないように注意する。一緒にケアを行う中で自信をもたせ，方法や目的を納得させた上で，安全で経済的で負担の少ない方法や環境を一緒に考え

ゴールは“セルフケア”による“その人らしい生活”

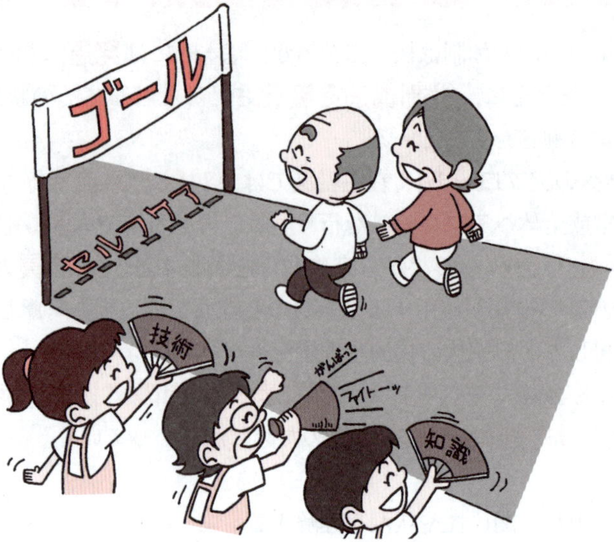

ていく。

◆【在宅療養に向けた指導】：入院したその時から在宅療養に向けたケアマネジメントを積極的に行う。

介護者の健康

◆【背　景】

・家族介護者の高齢化（老老介護）は多く，療養者本人へのケアと同じように，家族である介護者の身体的・精神的な健康状態に目を向ける必要がある。

・介護生活上の問題の発生と介護力の低下は，療養者の病状・病態の悪化をもたらし，在宅ケアの成否や継続の可否に影響を与える。

◆【注意点】：家族の介護に対する負担感が，健康へ影響し介護力低下にならないように，介護と家族の生活との両立，そのバランスの調整が必要である（図 4-2）。家庭内資源のみで介護と家族の生活を保てない場合，社会資源の導入（ホームヘルパーや家事援助者など）を考える。

◆【介護者が負担感を感じる内容】

負担の種類	負担の内容
1　身体的負担	休息のなさ，睡眠不足，腰痛など
2　経済的負担	介護費用，通院・治療費用，生活費用など
3　人間関係上の負担	身内の理解がない，療養者から感謝されないなど
4　社会的生活活動の制約	外出できない，趣味などの時間をもてない，友人に会えないなど
5　見通しの不透明さの負担	介護がいつまで続くか見通しがもてない，代わりの人がいるか分からないなど
6　介護技術上の負担	介護方法が分からない，医療機器の取り扱いが怖いなど

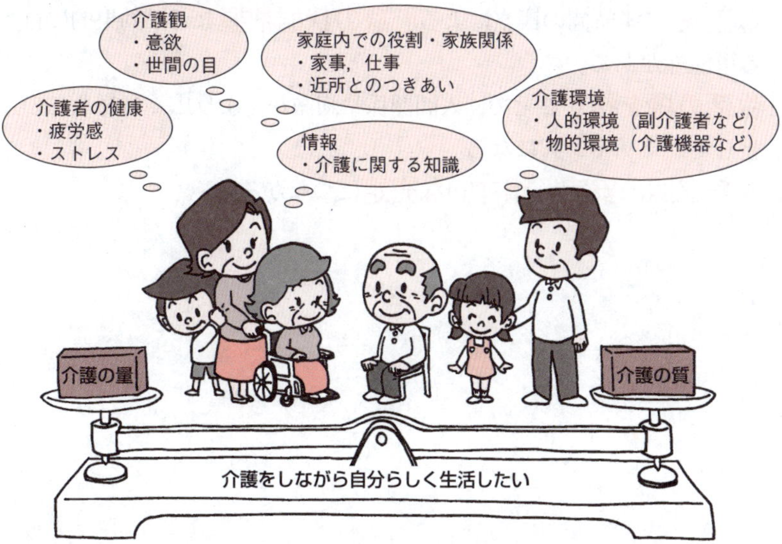

図 4-2　介護負担に影響する要因

渡部月子：『ナーシンググラフィカ 地域療養を支えるケア 在宅看護論（第 4 版）』（櫻井尚子ほか 編），メディカ出版，2013，p.64 より一部改変

レスパイトケア

◆【定　義】：療養者の世話を日常的に行っている家族などの介護者を，休養のため**一時的に介護から解放させる支援**のこと。介護者の負担を減らすことは，療養者へのケアの向上にもつながる。

◆【種　類】

・**訪問看護師**が滞在して代わってケアをする方法

・療養者を一時入所させる方法

◆【実　際】

・介護保険サービスの中では，主に通所介護・通所リハビリテーション・ショートステイが使われることが多い。

・介護疲労が著しい場合や療養者と介護者の緊張関係が深刻な場合などには，数か月間の入所・入院によって提供されることもある。

◆【療養者にとってのメリット】

・日常とは異なる介護者の介護を受け，自宅以外の環境で過ごすことで，身近な介護者には表出できなかった意向・希望の確認，介護上の新たな工夫，24 時間の観察による心身の状態把握などが効果的に行われる可能性がある。

・生活の場を移すことで，人間関係や刺激が，より広く多様なものに変化していくチャンスになる。

・全身状態の安定・精神的な充足につながる。

看護師国家試験　一般問題

☑ 長期臥床している在宅療養者の誤嚥性肺炎を予防するために，訪問看護師が家族へ行う指導で適切なのはどれか。103-P73（追加試験）

1 口内炎がある場合は口腔ケアを行わない。
2 療養者の体位は常時仰臥位とする。
3 就寝前の排痰ケアを行う。
4 居室の乾燥を保つ。

解答・解説

1 ×口腔内細菌は誤嚥性肺炎につながるため，口内炎があっても口腔ケアを行う。
2 ×常時仰臥位でいると，唾液や胃液の逆流により誤嚥をおこす可能性がある。
3 ○誤嚥性肺炎を予防するには，口腔ケアや口腔内の乾燥予防など口腔内の清潔を保つ。また，ジャッジアップすることで排痰を促すことになり，排痰ケアにもつながる。
4 ×居宅の乾燥は，口腔内の乾燥をひきおこし，細菌繁殖の原因となる。

☑ Aさん（84歳，女性）は大腿骨頸部骨折で入院した。何度か転倒したことがあり，「食事後，立ち上がるとめまいがし，ふらついてしまう」と言う。Aさんの転倒の原因を検討するために，筋力と使用している薬剤とを確認した。
他に把握すべき情報として優先度が高いのはどれか。100-P66

1 視　力　　2 血　圧
3 呼吸状態　　4 足背動脈の触知の左右差

解答・解説

1 ×視力低下はめまいの大きな原因となるが，食事後や起立時とは無関係に，常時起こる。
2 ○食事後には消化器系臓器に血液が集中し，しかも起立することで起立性低血圧によって脳の血流が低下するため，めまいが生じやすい。
3 ×呼吸器系の訴えはなく，仮に呼吸器系に軽微な障害があっても食事後や起立時にめまいが生じることはない。
4 ×下肢の血行障害を診るための診察であり，食事後や起立時のめまい・ふらつきとは関連しない。

家族への支援

看護師国家試験　状況設定問題

80 歳の女性。自宅で長男との 2 人暮らし。明け方にトイレに行こうとして廊下でつまずき転倒し，左大腿骨頸部骨折と診断され内固定術を受けた。術後は順調に経過し，杖を使った歩行が安全にできるようになり 1 週後の自宅退院が決定した。下肢の筋力および認知機能の低下はない。

☐ 再転倒予防のために確認すべき自宅の情報で優先度が高いのはどれか。99-P100

1 延べ床面積
2 調理台の高さ
3 廊下の床の状態
4 玄関の間口の広さ

☐ 杖歩行は順調に上達しているが，転倒したことを「息子に迷惑をかけた。転んだことを思い出すとおそろしくて胸がドキドキするし，また転ぶんじゃないかと思うと不安だ」と話す。
本人への言葉かけで適切なのはどれか。99-P101

5「絶対に転倒してはいけませんよ」
6「転びにくいような歩き方ができていますよ」
7「骨折は治ったのだからもう安心して大丈夫ですよ」
8「もうお年ですからなんでも息子さんに手伝って貰いましょう」

☐ 同居している息子は「もう一度転倒してしまったら大変なので，母が動くのは心配だ」と話す。
息子への対応で適切なのはどれか。99-P102

9 必要なものをすべて母親の周りに置く。
10 介護に慣れている息子がいつも歩行に付き添う。
11 安全に歩行できていることを息子に見てもらう。
12 夜間はおむつを使用して転倒誘発の機会を低減する。

解答・解説

1 ×延べ床面積が大きい場合は日常生活において歩行距離が長くなると予測でき，それだけ転倒する確率も高くなると考えられる。しかし，優先される情報は広さや歩行距離よりも生活動線であるため優先度は低い。

2 ×長時間の立位が困難な場合，車椅子や椅子に座って調理をする必要性は考えられるが，優先度としては低い。

3 ○“廊下でつまずき転倒”という既往から，廊下の段差や滑りやすい床，毛足の長いじゅうたんなどで足を取られやすくないかなど，いくつかの転倒予防の指導ポイントが考えられる。

4 ×車椅子が必要な場合に優先度は高くなり，杖をつきながら安全に玄関を通過できるだけの間口かどうかという点では必要な情報ではあるが，状況設定文からは読み取れない。

---

5 ×「絶対に～してはいけない」という表現は，断定的で強制力が働き，本人の恐怖心や不安感を助長させるため適切ではない。

6 ○杖歩行が順調に上達していることをフィードバックし，本人の意識に働きかけることで不安を軽減させ，“できる”という自信につながるような働きかけが重要である。

7 ×言葉かけのポイントが本人の不安を引き起こしている原因とずれている。

8 ×“なんでも息子に手伝ってもらう”という言葉かけは，退院後の自立度を下げ，息子に対して申し訳ないと感じている思いを助長させる可能性があり，適切とは言えない。

---

9 ×母親の年齢から，使用しない下肢の筋力は急速に衰え確実にADLを低下させてしまう。

10 ×「介護に慣れている」と判断できる情報はない。逆に介護に対する不安を抱いていると推測できる。また，歩行時常に付き添うという指導は，介護の負担感を高める要因になるため適切ではない。

11 ○杖歩行が順調に上達している現状を理解してもらい，母親が1人で歩いたり動いたりすることに対する息子の不安を取り除く必要がある。

12 ×夜間のトイレ歩行による転倒の発生を防ぐ方法として，紙おむつ使用ではなく，夜間のみポータブルトイレの使用を考える方が，本人の自尊心を傷つけず自立を妨げない。

3 療養の場の移行に伴う看護

学習の要点

近年の医療制度改革が想定しているのは，利用者側が動いていくというシステムです。しかし，病院機能の細分化は，利用者側にとっては大変なことでもあります。だからこそ“専門家の支援”が必要となるのです。必要なケアを，必要な時に，必要な場所で，適切な人によって受けられるために“継続看護”が求められています。

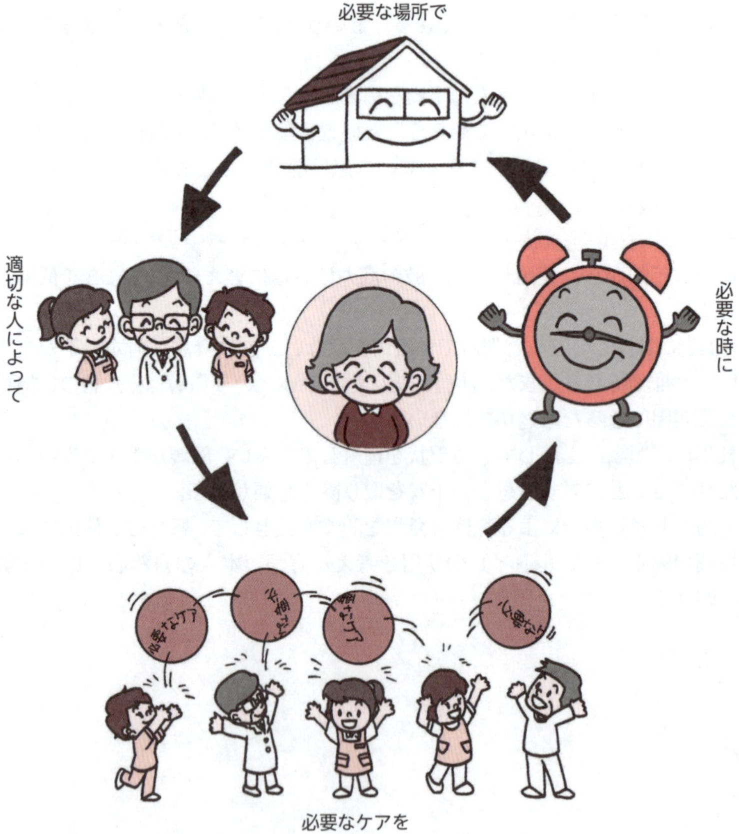
必要な場所で
適切な人によって
必要な時に
必要なケア
必要なケアを

入退院に関する患者・家族の意思決定支援

◆【入退院時の注意点】

・患者・家族は，医療への大きな期待をもち，病院で良い状態へ戻してもらえるという思いをもっている。改善が見込めないことを認めたくないという思いもある。

・患者・家族のイメージする**退院する頃の状態**と，医療を提供する側のイメージとは必ずしも一致していない。

・入院時や治療過程で**退院時のイメージを共有**できるようにすることが大切である。医師からの病状説明の理解に向けての支援，障害とどう向き合って生活するかを**患者と一緒に考える看護**が必要である。

・患者にとって**目標のみえない転院**は，意欲低下・諦(あきら)めという思いにつながる。

◆【従来の退院決定】：治療経過をもとに医師が主導していた。患者・家族から「退院困難」「入院医療をそのまま在宅へは無理…」の反応があると，**ソーシャルワーカー**〈SW；Social Worker〉へ支援を依頼。SW の相談業務の中に退院支援・転院支援があった。

◆【現在の退院決定】：今後は医師だけの判断による退院決定ではなく，退院支援が必要な患者に早く気づき，**生活療養支援のリーダー**として**一歩前を行く道案内**が看護師には必要である。24 時間体制でみている視点を活かし，病気によって生活がどう変化するのかを予測し，**生活の場**へ返すための支援を行うことが大切である。

表 4-3　長期入院の要因

要因の所在	要因の内容
患者側の要因	・精神的自立度の低さからくる医療依存（特に社会的役割の少ない高齢者） ・退院のゴールや回復の見込みなどを正確に伝えないために「元通りになるまで入院する」という医療依存 ・同居家族の不在による孤独からの解放のための入院希望者 ・健康度の問題，経済的に自立できるのかという不安
家族側の要因	・家の狭さなど，環境の問題 ・介護力の問題，経済力の問題，親の扶養に対する家族と患者の意見の不一致

広瀬会里：『在宅看護論─実践をことばに─（第 5 版）』（杉本正子 編），ヌーヴェルヒロカワ，2008，p.56 より一部改変

退院支援・退院調整のプロセス，仕組み

◆退院支援・退院調整とは，入院患者が医療及び介護ニーズを抱えながら居宅などへ移行する場合に必要な支援及び調整のことをいう。医療制度改革の柱となっている地域完結型医療提供体制を構築するにあたり，医療機関が取り組まなければならない課題として位置づけられた。

◆【退院支援】：退院に向けた患者・家族の意向と医療者の意向の統合を図り，患者・家族が退院後の療養生活を自分で選ぶことができるように，その思いを引き出しながら必要な情報を提供し自己決定するための支援をいう。

◆**【退院支援が必要な患者】**

①**入退院を繰り返す患者**（特に心不全高齢者，誤嚥性肺炎，低栄養，脱水，不安）

②**退院後も高度で複雑な継続的医療が必要な患者**（末期がん，難病，医療処置が必要）

③**入院前に比べてADLが低下し，退院後の生活様式の再編が必要な患者**（脳血管障害，骨折，骨・脊椎・脳転移による障害）

④**独居，家族と同居であっても必要な介護を十分に受けられる状況にない患者**

⑤**現行制度を利用しての在宅への移行が困難，または制度の対象外の患者**

◆【退院調整】：場を変えた療養継続のために必要な環境（サービス，医療機器，必要物品，費用負担など）を整える作業。社会保障制度や社会資源につなぐといったマネジメントの過程である。

◆**【退院支援・退院調整に関連する診療報酬】**

・2008（平成20）年4月の診療報酬改定で，退院調整加算が認められた。具体的には「退院調整の経験がある看護師（または社会福祉士）を配置した退院調整・支援に係る専門部署を持つ病院（診療所）が，患者が退院を迎えるにあたり，退院支援計画を立て，その計画に基づいて患者が退院した場合に報酬を与える」というものである。

・2016年度診療報酬改定では，さらに退院支援の評価の充実の方向性が示され，急性期から在宅への流れが推進される。具体的には，病棟への退院支援職員の配置促進を目的に，退院支援加算1の新設・退院

支援加算2への名称変更が行われ，これまで日数ごとに異なっていた点数が一般病棟（600点）・療養病棟（1,200点）で算出できるようになった。また，新生児特定集中治療室退院に対しての退院支援加算3（1,200点）や地域連携診療計画加算（退院支援加算），退院直後に入院医療機関の看護師らが患者宅を訪問し療養上の指導をした場合の退院後訪問指導料，訪問看護ステーションや他の医療機関の看護師らと同行して指導した場合の訪問看護同行加算などの新設も行われ，医療と介護の連携，在宅へのスムーズな移行推進に向けて介護支援連携指導料・退院時共同指導料は増点された。

◆【退院支援・退院調整の3段階プロセス】：入院時から時間的な流れの中で意識的に実施することと担当者とを3段階で分けた考え方

①スクリーニングとアセスメント（外来〜入院後48時間以内）
退院支援の必要な患者のスクリーニング，家族との共有，動機づけなど
⇒外来看護師・病棟看護師

②受容支援と自立支援（入院3日目〜退院まで）
「疾患理解」「受容支援」「自己決定支援」「退院後の生活のイメージの構築」
⇒退院調整部署のサポートのもと病棟看護師が主体的に実施

③サービス調整（必要となった時点〜退院まで）
退院を可能とするための制度・社会資源の調整，地域との連携など
⇒退院調整部署が主体

退院調整に関わる職種とその役割

◆それぞれの専門職が療養者および家族と同じ方向を目指し（退院後の療養生活イメージの共有），退院支援チームが明らかにした支援内容をもとに，各々の専門性を活かした支援介入が重要である。

◆【関連職種とその役割】

・病棟看護師：退院支援が必要な患者の早期把握（スクーリング）。患者・家族が望む退院後の療養生活のあり方を実現するために必要な情報収集。対象の状況に応じた退院指導・家族支援（対象に合わせたケアのシンプル化）を行う。

・退院調整看護師〈DCN；Discharge Coordinate Nurse〉：患者・家族

との面談を通した状況アセスメント，意思決定支援。病棟・外来看護師との連絡・調整・連携。退院支援チーム内で退院計画の立案。在宅サービス導入の可否のアセスメント，関係部門との調整を行う。

・**メディカルソーシャルワーカー〈MSW；Medical Social Worker〉**：退院後の在宅療養開始にあたって，**経済的問題**，**社会的問題**などについて関連機関と連絡調整を行い，スムーズな在宅への移行を援助する。

・**医　師**：転院先の医療機関あるいは地域の**かかりつけ医**への情報提供・医療の連携を行う。

・**理学療法士・作業療法士**：退院支援チームが立案した支援内容をもとに，本人の退院後の生活を自立に近づけられるよう健康状態や個別の療養環境に合わせたリハビリテーションの提供。それぞれの**専門性**を活かし役割分担し調整，チームアプローチする。

・**栄養士・薬剤師**：専門職の立場から本人の自己管理能力を高め，家族の介護力をサポートする。

・**介護支援専門員（ケアマネジャー）**：本人の要望および・介護力に応じたケアプランを作成する。利用可能なサービスの調整を行う。

・**訪問看護師**：在宅側の立場として**入院中から関わり**をもち，病院側スタッフと円滑な連携があることを理解してもらい，患者・家族への安心感を与え，**信頼関係**を深める。本人の要望・介護力その他に応じた支援計画の立案。退院後の生活へ向けた準備・調整を行う。

入退所に関する患者・家族の意思決定支援・調整

◆**介護負担**は，療養者の心身の状態，介護者の心身の状態および社会的条件，両者の関係性によって**個別性**がある。

◆本人が通所・入所を希望しない，その必要性が認識できない，介護者がサービスを信頼できず任せきれないなどで，サービスにつながらない場合もある。

◆**当事者の意向**を尊重しつつも，両者の心身と関係性の健全さが保たれるよう，関係者間で統一された**粘り強い働きかけ**をしながら調整する。

看護師国家試験　一般問題

☐ 在宅医療が必要な患者の退院調整について適切なのはどれか。103-A47

1 医師が退院調整の決定権をもつ。
2 退院調整は入院時から開始する。
3 退院時に診療録を訪問看護師に渡す。
4 退院前の訪問指導は診療報酬の評価の対象ではない。

解答・解説

1 ×退院調整は，医師が決定するものではなく患者および家族が自ら選ぶことができるように支援することである。
2 ○病棟看護師は退院支援が必要な患者を早期に把握し，できるだけ早い時期に退院について話し合いをもつ。
3 ×訪問看護師は診療録ではなく訪問看護指示書に基づいてケアの提供を行っている。
4 ×退院前在宅医療指導管理料，退院前訪問指導料などの診療報酬の対象となる。

☐ 病院内の退院調整部署による退院支援について正しいのはどれか。101-A46

1 65 歳以上の高齢者を対象とする。
2 医師が退院日を決めてから，支援を開始する。
3 退院調整看護師は，訪問看護導入の要否を検討する。
4 退院調整部署の設置は診療報酬の算定要件ではない。

解答・解説

1 ×退院支援の対象は年齢に関係なく実施する。
2 ×退院支援の開始時期は入院時点から開始する。
3 ○退院調整看護師は入院中の対象者の状況を把握し，退院後に継続する看護内容の量と質を明らかにし，訪問看護が必要か否かを検討し提言する。
4 ×2010（平成 22）年度の診療報酬改定で，施設基準として退院調整部門の設置が退院調整加算の算定要件となっている。

☐ 退院調整部署と連携しながら，ある患者の退院支援を進めることになった。病棟看護師が行う支援として最も適切なのはどれか。102-A58

1 経済問題への対応　2 患者の希望の聴取
3 介護保険制度の説明　4 在宅のケアプラン立案

解答・解説

1 ×経済問題は看護師の専門外であり，退院調整部署の専門家に委ねるべきである。
2 ○日々病棟で患者とのかかわりのある看護師だからこそ患者の希望の聴取ができる。看護師は直接患者に希望を聞くことができるかもしれない。たとえできなくても患者の言動や態度の観察から最もよく患者の希望を把握できる立場にある。
3 ×介護保険制度のアウトラインを示す必要はあるが，詳しい説明は退院調整部署に委ねられる。
4 ×在宅ケアプランは居宅介護支援を担当する介護支援専門員（ケアマネジャー）の役割である。

☐ 訪問看護師が，在宅医療に移行する患者の退院調整のために医療機関の看護師から得る情報で，優先度が高いのはどれか。103-P71

1 医療処置の指導内容　2 経済的な問題への対応
3 介護サービス利用の有無　4 訪問看護指示書の記載内容

解答・解説

1 ○医療機関の看護師が実施した医療処置の指導内容については，医療機関の看護師を通じてのみその詳細を知ることができ，在宅療養後の継続に重要な情報である。
2 ×医療社会事業部門の担当から得る情報である。
3 ×強いて言うなら介護支援専門員から得る情報である。
4 ×訪問看護指示書は主治医によって記載されるので，主治医から得る情報である。

☐ 在宅に移行する療養者の家族アセスメントで正しいのはどれか。103-A70（追加試験）

1 退院が決まってから開始する。
2 家族の生活状況を考慮する。
3 看護師がもつ家族のイメージを当てはめる。
4 アセスメントの中心は療養者の健康問題である。

解答・解説

1 ×退院支援は入院したときから行う。

2 ○家族アセスメントは，療養者がいることで家族に与える影響と療養に対する家族のもつ力を査定するもの。在宅看護の場では家族介護者がその主役であり，介護者は日常生活を営みながら介護をも行っている。療養者の健康問題だけでなく，個々の家族の長い歴史を尊重し，家族のライフサイクルや構成メンバーとの関係性なども把握しながらアセスメントを行う。

3 ×看護師の家族観で捉えてはならない。

4 ×2を参照。

☐ Aさん（70歳，男性）は，肺癌で骨転移がある。現在，Aさんは入院中であるが，積極的な治療は望まず「家で静かに暮らしたい」と在宅療養を希望し，24時間体制の訪問看護を利用する予定である。介護者であるAさんの妻と長男夫婦は「不安はあるが本人の希望をかなえたい」と話している。

退院前に，訪問看護師が行うAさんの家族への支援で優先度が高いのはどれか。103-A74

1 訪問介護の利用を勧める。

2 家族全員の看取りの意思確認をする。

3 退院後の処置を習得するよう指導する。

4 相談にいつでも対応することを伝える。

解答・解説

1 ×介護支援専門員の役割である。

2 ×在宅看取りで訪問診療をするかかりつけ医が中心に行う役割である。

3 ×退院後の処置は，場合により習得することを目指すが，必ずしも最優先するものではない。

4 ○終末期の本人・家族の心の揺れ動きを支えることは重要である。看護師は24時間いつでも対応できる相談者として居ることを伝え，不安感を軽減して在宅療養を支援する。

第4章 医療機関との連携

学習の要点

療養者や家族のニーズに応じた在宅療養が継続されるためには，施設間同士，あるいは施設内・外の専門職・非専門職らが連携・協働し，複数の職種や多様なサービスを，目的に向けて有機的に連動させ一貫したケアを提供できるようなシステム構築が必要です。

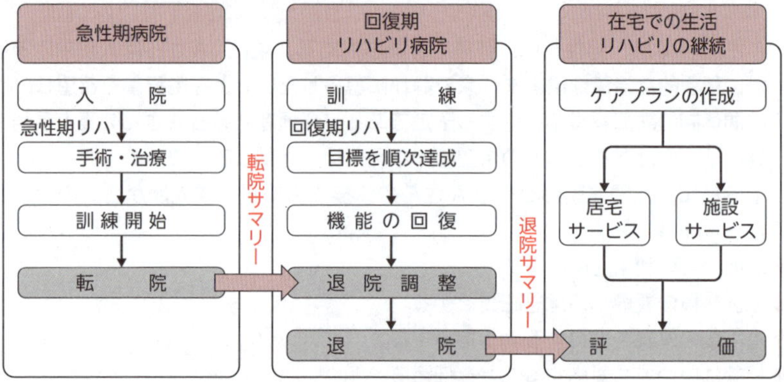

図 4-3　地域連携クリティカルパスのイメージ

山田雅子：『在宅看護実習ガイド』，照林社，2011，p.140 より一部改変

地域連携クリティカルパスの理解

◆【地域連携クリティカルパス】：急性期病院から回復期病院を経て，早期に自宅に帰れるような診療計画を作成し，治療を受ける全ての医療機関で共有して用いるものである。

◆【実　際】

・診療に当たる複数の医療機関が，役割分担を含め，あらかじめ診療内容を患者に提示・説明することにより，患者が安心して医療を受けることができるようにする。

・施設ごとの治療経過に従って，診療ガイドラインなどに基づき，診療内容や達成目標などを診療計画として明示する。

・回復期病院では，患者がどのような状態で転院してくるかをあらかじめ把握できるため，重複した検査をせずに済むなど，転院早々から効果的なリハビリを開始できる。これにより医療連携体制に基づく地域完結型医療を具体的に実現する。

外来・地域連携部門との看看連携

◆【施設間の看護職同士の連携】：看護という共通の視点から，利用者と家族の理解，ニーズの把握，ケアの提供を可能にするため，療養の場が変わっても質が変わらないよい看護ケア・支援を途切れなく続けていく継続的看護を行っていく上で欠かせない。地域完結型医療の実現のためにも非常に重要である。

◆【ケアに関する情報】：外来通院が困難な場合や，入院患者が退院後訪問看護を必要とする場合，医療機関の看護師（外来や退院調整看護師など）が有するケアに関する情報は，スムーズな在宅療養開始・継続の上で訪問看護師にとって重要である。

◆【看護職同士の連携・協働のポイント】

- 患者・家族の意思決定のプロセスを一緒にたどり，患者が納得いく療養生活を選択できるよう支援する。
- 病院看護師（病棟・外来看護師，退院調整看護師）が退院先について患者・家族と一緒に考え，訪問看護を利用するか確認する。
- 対象に関わる看護職が協働支援の意識を高め，相互に連携して切れ目のない支援体制の確立をしていく。
- 必要な情報が適切に共有される。

◆【速やかで適切な情報共有の方法】：退院時サマリー，訪問看護報告書を通した方法だけでは，不十分なこともある。

- 訪問看護師が退院前に病院訪問をし，実際に患者と顔合わせをする。また，病院看護師（病棟・外来看護師，退院調整看護師）と患者・家族とともに退院前カンファレンスを開催する。
- 在宅移行後は，その後の療養者の状況について，訪問看護師は病院側に情報提供する。病院看護師による在宅療養者の理解とイメージ化につながり，今後のケアにも役立てられる。

他職種との連携・協働

◆【連携と協働】

・連携：同じ目的を持ったものが協力して活動することであり，**複数の組織**などが行うサービス提供のための協力関係である。

・協働：**専門職個人間**の協力関係である。

◆【ポイント】

・それぞれの担当する職種が情報を共有し，支援の方向性を明確にし，それぞれの役割を担いながら「**その人が望む生活の目標**」の達成のために，何が必要かを検討し支援体制を整える。

・連携と協働のためには，お互いの専門性を理解し意識することが重要である。さらに**ケア体制の明確化**，**チームリーダーの決定**，**ケアカンファレンスの実施**，個々の対象から学んでいくことが必要となる。

看護師国家試験　一般問題

☑ 地域連携クリニカルパスについて正しいのはどれか。103-P46

1 診療報酬の評価の対象ではない。
2 市町村を単位とした連携である。
3 記載内容は医師の治療計画である。
4 医療機関から在宅まで継続した医療を提供する。

解答・解説

1 ×地域連携診療計画管理料，地域連携診療計画退院時指導料と地域連携クリティカルパスの実施は診療報酬の対象となる。
2 ×すべての医療機関で共有するものであり，市町村などを単位としたような範囲が決まっているものではない。
3 ×記載内容は，施設ごとの診療や治療経過，最終ゴールなどが含まれる。
4 ○医療機関から在宅までの切れ目のない医療の提供を実現するための一つの方法である。

第4章

5 在宅におけるチームケア

学習の要点

チームケアとは，異なった職種が協働してケアを行うことです。在宅では，看護ケアのみでは療養者と家族に安心と安全，そしてQOLの維持・向上が図れず，多くの専門職・非専門職の人々とのチームアプローチが不可欠となります。

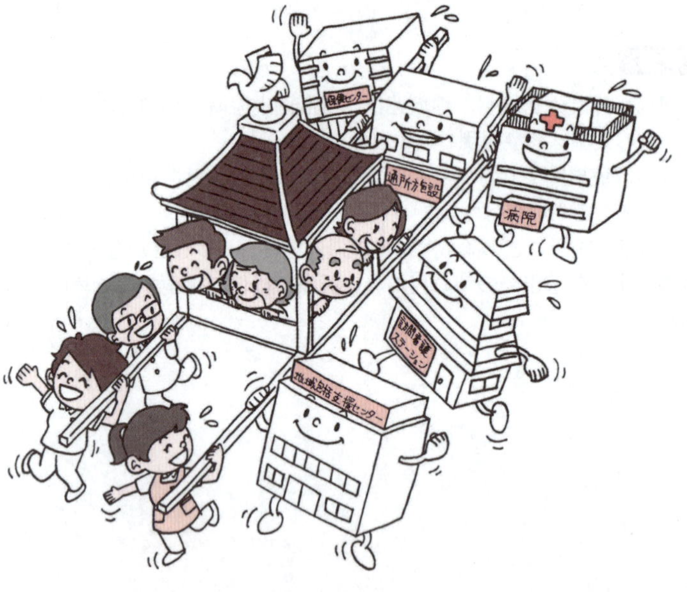

地域包括ケア

◆【目　的】：高齢者ができる限り長く**地域社会**で生活が続けられることを目的に提唱された考え方である。

◆【定　義】：地域包括ケアとは，「ニーズに応じた**住宅**が提供されることを基本とした上で，生活上の安全，安心，健康を確保するため，**医療・介護・予防**などが日常生活の場で適切に一体的に提供される**生活支援**サービスのこと」と定義され，地域包括ケアがより有効に機能するための圏域を「おおむね30分でかけつけられる圏域」と想定，中学校区を基本とすることが提唱されている（図4-4）。

◆【包括の意味】：地域包括ケアの「包括」には，次の①～③の意味合いがある。

①保健・医療，介護，住宅，予防，生活支援などの提供されるサービスが多面的であること（表4-4）

②自助，互助，公助などのケアが包括的に提供されること

③要介護・要支援高齢者を対象にするだけでなく高齢者全体を対象に，ひいては地域の全住民を対象にすること

◆【地域包括支援センター】：地域包括ケアシステムの中核的役割を果たすの

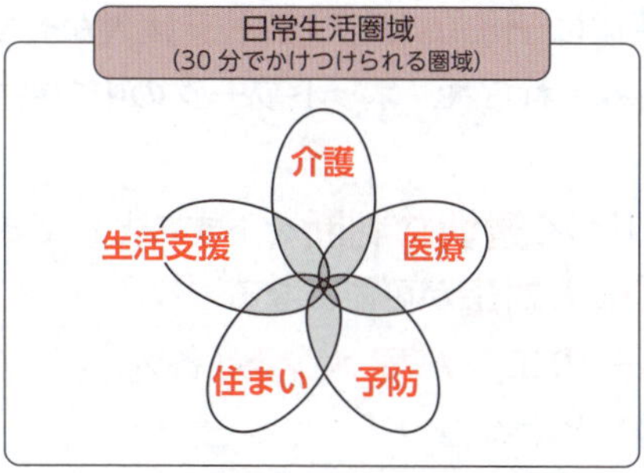

図4-4　地域包括ケアシステムのイメージ

表4-4　地域包括ケアシステムの視点と内容

視　点*	内　容
1 医療との連携強化	・24時間対応の在宅医療，訪問看護やリハビリテーションの充実を強化
2 介護サービスの充実強化	・特養などの介護拠点の整備 ・24時間対応の在宅サービスの強化
3 予防の推進	・できる限り要介護状態とならないための予防の取組みや自立支援型の介護の推進
4 生活支援サービスの確保	・一人暮らし，高齢夫婦のみの世帯の増加，認知症の増加をふまえ，様々な生活支援（見守り，配食，買い物などの生活支援や財産管理などの権利擁護サービス）サービスを推進
5 高齢者住まいの整備	・高齢者専用賃貸住宅と生活拠点の一体的整備，持ち家のバリアフリー化の推進

＊地域包括ケアを実現するためには，この5つの視点での取り組みが包括的（適切な組合せによるサービス提供），継続的（切れ目ないサービス提供）に行われることが必須である。

厚生労働省：在宅医療・介護あんしん2012より一部改変

が，地域包括支援センターである。設置主体は，市町村または市町村から実施を委託された法人で，人口規模などに応じて設置される。職員は，予防・福祉・マネジメントの３分野を担う専門職を配置する。

チームケアの意義

◆【在宅ケアにおける必要性】：在宅療養者は，家事援助，介護，医療など様々なサービスを必要としており，在宅ケアはあらゆる地域の社会資源の導入によって維持される。保健・医療・福祉の専門職だけでなく，ボランティアや近隣の人々とも連携をとりながら，対象・家族を中心に１つのチームとしてケアを行っていくことが必要である。

◆在宅看護の目的達成にチームアプローチは欠かせず，在宅看護は地域ケア体制の中に組み入れられ，ネットワークの中で機能する。

◆【意　義】

①豊富な情報に基づく適切な判断を下すことができる。

②多様なニーズへの対応が可能になる。

③チームメンバーのエンパワメント（各メンバーの援助者としての力量を形成する場）となる。

多職種との連携・協働

◆【目　的】

①必要な療養者に対する安全・安楽な在宅療養の支援体制をつくる。

②地域で療養者を支援する保健・医療・福祉の各専門職は異なる組織に属するため，組織を越えて連携する。

③在宅療養者の生活課題の解決とQOL向上を目的に全体として機能する。

◆【手　段】

・在宅療養者への支援は，身体的・心理的・社会的・経済的・スピリチュアルな面など，生活全体を捉えて支援する。そのため，多職種が共通の援助目的をもち，効果的・効率的なケアが提供できるようチームで動くことが必要である。

・カンファレンスや情報の共有化，理念の明確化，業務の分担や発展，参加職種の共感の醸成，リスクマネジメントなどが不可欠である。

◆【各職種の関係・役割】：多職種は互いの専門的視点から意見交換し，相互に対等な権限を有するパートナーシップの関係にある。専門性のみに力点を置かず，協働性の中で実現できる専門性とは何なのかを見直していく。

チームケアの実際

◆【在宅療養者を取り巻く状況】：在宅療養者・家族（介護者）は，身体的ニーズ・心理的ニーズ・社会的ニーズ・経済的ニーズ・スピリチュアルニーズ・家族関係の問題など，様々なニーズや問題を抱えている。これらのニーズに応じた専門的視点による支援が必要となる。このためには，以下のような専門職によるチームケアが重要となる。

◆【在宅療養者にかかわる専門職と主な役割】

看護師・保健師など：療養者の自立支援，チームの中心的役割

医　師：医学的管理・指導，訪問診療。専門医としての治療

歯科医師：通院・訪問歯科診療

薬剤師：病院，調剤薬局，また療養者の居宅を訪問して，服薬指導，薬剤管理・指導，衛生材料の調達

理学療法士：通所リハビリテーション，訪問リハビリテーション

作業療法士：通所リハビリテーション，訪問リハビリテーション。住宅改修や居宅で使用する福祉用具の選定

言語聴覚士：発声機能，言語機能，コミュニケーション能力および嚥下機能の回復訓練

社会福祉士：福祉に関する相談援助

介護福祉士：施設でまたは居宅を訪問して，介護の専門職として介護ケアを行う。

ホームヘルパー：家事支援から身体介護まで幅広く介護ケアを行う。施設でまたは居宅で活動

ボランティア：専門職ではないが，インフォーマルサービスを提供するボランティアもチームの一員として活動することもある。

チームケアにおける訪問看護師の役割

◆訪問看護師は在宅において，療養者や介護する家族を包括的にアセスメントして，日常生活の援助と医療的ケアの側面から**トータルケア**を提供できる。療養者の生活全体を捉え，**ケアマネジャーに提言**する役割は重要である（療養者や家族の暮らし方，価値観や大切にしている信念，何を医療職や看護職に求めているのかを把握する）。

◆アセスメント力や調整能力で**療養者のニーズを明確**にし，生活の質及びその充実に向けて**多職種と連携・協働**し支援をする。

◆療養者とどのように関わるかは，在宅療養を意義あるものにできるかどうか，多職種・多機関連携をいかに展開できるか，の鍵ともなる。

在宅におけるチームケア

看護師国家試験　一般問題

☐ 在宅療養者を支援するチームケアで最も適切なのはどれか。100-A47
1 多職種の参加が必須である。
2 療養者はチームメンバーに含まれない。
3 チームリーダーの職種は規定されている。
4 療養者が納得してケアを選択できるように支援する。

解答・解説

1 ×在宅療養者や介護者の状況および療養環境によって関係者は多くも少なくもなり，必ずしも多職種の参加が必須というわけではない。
2 ×在宅療養という生活の場にあっては，療養者は療養の主体である。主体である療養者自らがもつ能力を活かし活用できるよう支援する在宅療養では，療養者もチームの一員として参加する。
3 ×在宅療養は日常生活の中で行われ，療養者や療養環境によって解決すべき課題は様々である。チームリーダーは課題の種類や重要性によって決まり，職種で規定されているわけではない。
4 ○療養者は療養の主体で，療養者の自己実現をめざして支援することから，療養者が納得してケアを選択できるように支援するのは必須である。

☐ 医療におけるチームアプローチで最も適切なのはどれか。103-A74（追加試験）
1 患者と家族はチームの一員である。
2 チームリーダーの職種は規定されている。
3 チームの方針はチームリーダーが決定する。
4 リハビリテーションの方針は理学療法士が決定する。

解答・解説

1 ○在宅ケアは特に患者・家族の自己決定権の尊重が基本であり，患者も家族も在宅ケアチームの一員である。
2 ×多職種との連携も重要であり，リーダーシップはケアマネジャーや看護師がとることが多いが，職種の規定はされてない。
3 ×チームの方針も患者・家族の意思・ニーズを尊重して関わっているチーム内で決

定されるべきことである。サービス担当者会議などで調整がなされていく。

4 ×あくまでも医師の指示のもと，理学療法士との調整で方針の決定はされる。

☑ 在宅療養中の終末期の患者を担当している介護支援専門員に対し，訪問看護師が提供する情報で最も優先度が高いのはどれか。101-P50

1 経済的問題
2 家族の介護体制
3 今までの治療経過
4 今後予想される ADL 低下

解答・解説

1 ×医療職である看護師が提供する情報としての優先度は低い。

2 ×家族の介護体制に関する情報収集や調整は介護支援専門員の役割であるところから優先度は高くない。

3 ×今までの治療経過は医療情報として看護師が提供できる内容であるが，残された時間をその人らしく過ごすための支援を目指す終末期に優先される情報とは考えにくい。

4 ○看護師は身体状況の把握から，予想される日常生活動作〈ADL〉の低下の判断ができる。ケアプランの作成において，介護支援専門員は今後予測される介護内容と介護量の情報を必要としていることから，看護師から得る情報の中で優先度が高い。

☑ A さん（75 歳，男性）は，脳梗塞後遺症による右半身不全麻痺がある。妻と 2 人で暮らしている。A さんは要介護 3 で，訪問介護と通所介護のサービスを利用している。今回，A さんは誤嚥性肺炎で入院し，退院後に訪問看護が導入された。
訪問看護師と介護支援専門員が連携して行う内容で優先度が高いのはどれか。
103-A72

1 住宅改修の検討
2 A さんの妻の介護負担の把握
3 肺炎予防に必要なケアの提供
4 訪問介護による生活援助内容の確認

解答・解説

1 ×介護支援専門員が中心に行う。

2 ×介護支援専門員，訪問介護，通所介護，訪問看護などがＡさんに関わる中で把握されるのが望ましい。

3 ○誤嚥性肺炎で入院したので今後も誤嚥性肺炎の危険性は高く，訪問看護師には肺炎予防に必要なケアが求められ，介護支援専門員と連携したケア提供は優先度が高い。

4 ×介護支援専門員が訪問介護による生活援助内容をケアプランに組み入れており，より適切なプランにするため介護支援専門員が確認することは大切である。

在宅におけるチームケア

看護師国家試験　状況設定問題

Aさん（78歳，男性）は，1人で暮らしている。県外にいる娘が月に2，3回来て，世話をしている。Aさんが半年前に比べて食欲が低下し痩せてきて，平日に毎日通っていた老人福祉センターも行かなくなって心配だと，娘から地域包括支援センターに相談があった。Aさんは半年前の健康診査では高血圧以外には異常は指摘されていない。

☑ 地域包括支援センターの看護師がAさんについてまず収集する情報として適切なのはどれか。103-P97（追加試験）

1 食事の嗜好
2 上腕周囲長
3 半年前の体重
4 上腕三頭筋皮下脂厚

☑ Aさんは要介護認定を申請し，要支援2の認定を受けた。Aさんの娘は「父は買い物に行くのを面倒に感じています」と看護師に話した。
Aさんへの支援として最も適切なのはどれか。103-P98（追加試験）

5 訪問介護の導入を提案する。
6 配食サービスの利用を提案する。
7 高蛋白栄養補助食品のサンプルを渡す。
8 娘に乾麺をまとめて買っておくよう提案する。

☑ Aさんは，食欲が回復し元気になってきたと話した。
今後のAさんの運動機能の維持・向上のための支援で最も適切なのはどれか。
103-P99（追加試験）

9 週に1回の散歩を勧める。
10 訪問リハビリテーションの利用を勧める。
11 運動に関する講演会への参加を勧める。
12 老人福祉センターの利用の再開を勧める。

解答・解説

1 ×食欲低下があるため嗜好を把握することは大切であるが，優先度は低い。
2 ×栄養状態の把握はできるが，最初に収集する情報とは考えにくい。

3 ○Aさんは半年前に比べ食欲が低下し痩せてきているので，半年前からの体重の変化を知ることで栄養状態をアセスメントできる。6か月間の体重減少率が10%以上であればタンパク質・エネルギー低栄養状態〈PEM〉が疑われる。

4 ×2を参照。

5 ×買い物が面倒ではあるが，行えていない状況ではないと考えられるため，訪問介護までは必要でない。

6 ○Aさんは一人暮らしで栄養面の問題を抱えており，要支援2で利用できる介護予防訪問介護サービスや，柔軟な社会資源の活用を促し身近な配食サービスの情報を提供するとよい。

7 ×Aさんが一人暮らしであることを考え，まずは，食事支援を行う必要がある。

8 ×乾麺では十分な栄養補給ができず，バランスも欠くと考えられる。

9 ×
10 ×
｝老人福祉センターに毎日通っていたAさんは，多くの人と交流していたと考えられ，ひとりで行うような散歩や訪問リハビリテーションを勧めるのは適切とは言えない。

11 ×講演会は知識を得るだけであり，自ら運動ができるような場への参加を勧める方が，運動機能の維持・向上につながる。

12 ○半年前まで毎日老人福祉センターへ通っていたので，その利用を再開することによって，下肢筋力の維持・向上や，心の通い合う仲間との交流により豊かでいきいきとした活動が期待できる。

第4章 6

ケアマネジメント・ケースマネジメント

学習の要点

ケアマネジメントとケースマネジメントは，様々な定義があるが，内容的には同義と考えられています。在宅療養中の対象のニーズを充足するという目的に向けてバラバラに存在するものを，まとまった機能を発揮させるためのものにしていく役割が必要となり，ケアマネジメントの概念が生まれました。

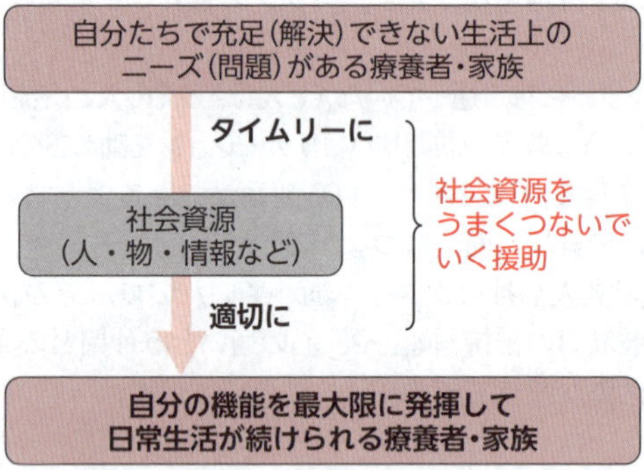

図 4-5　ケアマネジメントのイメージ

内田千佳子：『在宅看護実習ガイド』（山田雅子 編），照林社，2011，p.9 より一部改変

ケアマネジメント・ケースマネジメントの概念

◆【ケアマネジメントを必要とする背景】

・要支援者やその家族の抱える**問題が複雑多様化**し，そのニーズに応えるには，一時的な単発のサービスなどでは不十分であり，より多くの社会資源を必要としている。

・様々な制度などの創設，各**専門領域の細分化**や**社会資源の多様化**で，要支援者に対する適切な社会資源を熟知した専門的なマネジャーが必要となった。

・核家族化，少子化，女性の就労率の増加などにより，**家族機能が低下**し，今まで家族が担ってきたケアマネジメント機能を果たせなくなっている。

・サービスが適切に提供され，効果を生み出しているかを継続的にチェックし，**ケアの質**を評価する必要がある。**ケアの調整**などに責任をもつ人の存在も必要である。

◆**【ケアマネジメントの定義】**：「**要援護者**と**社会資源**を結びつけることによって，要援護者の**地域社会での生活**を支援していくこと」である。これは，援助を必要とする**対象のニーズ**を明確にしながら，そのニーズに合わせて社会資源の利用を組み立てていく作業であり，必要であれば**社会資源も創出**し，かつサービスを提供していく。

ケアマネジメント・ケースマネジメントの過程

◆**【ケアマネジメントの各段階】**：ケアマネジメントは6つの段階に分けて捉えることができる（表4-5）。

表4-5　ケアマネジメントのプロセス

段　階	内　容
〔第1段階〕 インテーク	話しやすい環境づくりを心掛け，対象者のうまくまとめられない思いを言語化することを助け，相手の訴えを整理し，希望や願いを引き出す段階
〔第2段階〕 アセスメント	対象者がどのような希望や意思をもっているかを明らかにし，相手が望む生活を阻害する要因を生活全般から把握して，対象者の自立とQOLの向上を実現させるための課題を明確にする段階
〔第3段階〕 ケアプラン作成：サービス調整・仲介	アセスメントで明らかになった課題を解決するための具体的な計画を対象者とともに作成し，支援にかかわる人々，各機関が集まって会議などを開催し，ケアプランの内容を確認するとともに，利用者のニーズや情報を共有し，互いの機能の意識や役割分担を図る段階
〔第4段階〕 ケアプランの実施	ケアプランに沿ったサービスやケアを提供する段階
〔第5段階〕 モニタリング・再アセスメント	ケアプランが実際に実施されているか，ケアプランの問題点や環境，状況の変化はないかを把握し，新たな課題が明確になった場合には，再びアセスメントを行い，次のケアプランに結びつけていく段階
〔第6段階〕 終　結	対象者が死亡，入所，入院，あるいは本人家族が自分たちでケアプランを作成することになった場合に終結する

渡辺裕子：『家族看護を基盤とした在宅看護論　I概論編（第3版）』，日本看護協会出版会，2014，p.315より一部改変

◆**【ケアマネジメントの着目点】**：一連のプロセスの中で忘れてはならないのが，対象者のもつ強さ（**ストレングス**）である。「できないことに対応する」ばかりではなく，「**できること**」「**したいこと**」「**好きなこと**」に

着目し，利用者のストレングスを活かす支援を心掛ける。

◆【ケアマネジメントの目標】

①利用者の自立を支援し，QOL の向上を図る。

②利用者のエンパワメントを図る。

③地域の社会資源を開発し，地域の福祉力の向上を図る。

④財源のコントロール

◆【ケアマネジメントの支援方法の特徴】

①課題志向型アプローチ

②チームアプローチ

③潜在的なセルフケアの活用

④フォーマル，インフォーマルなサービスの統合

ケアマネジメント・ケースマネジメントの実際

◆利用者のニーズをアセスメント・評価し，適切な社会資源と結びつけるマネジメントの役割を担う人を**ケアマネジャー**（介護保険法では**介護支援専門員**）という。

◆【ケアマネジャー（介護支援専門員）】

- 要介護認定に必要な調査と居宅介護支援の主要な部分（**居宅サービス計画**の立案と実施）を行う有資格者
- 医師，歯科医師，薬剤師，保健師，看護師，理学療法士，作業療法士，社会福祉士，介護福祉士，栄養士，マッサージ指圧師など多くの職種が，一定の実務経験年数を経て，**介護支援専門員実務研修受講試験**に合格し，介護支援専門員実務研修を受け，**都道府県知事**の登録を受けることができる。

◆【ケアマネジメントの実施機関】

- 行政の保健・医療・福祉部門（保健所，市町村保健センター，福祉事務所など）
- 医療機関
- 老人保健施設
- 訪問看護ステーション
- 地域包括支援センター*

・在宅介護支援センター
・社会福祉協議会　など

＊地域包括支援センター（2006年4月から実施）：
[**位置づけ**]；地域において，包括的支援事業，指定介護予防事業などを，市町村から委託を受けて一体的に実施する中核的機関
[**職員の構成**]；社会福祉士，保健師，経験のある看護師，主任ケアマネジャー
[**主な業務**]；地域住民の心身の健康保持，生活の安定，保健医療の向上，福祉の増進，高齢者虐待などの課題に対して，地域における包括的なマネジメントを担い，課題解決に向けた取り組みを実践していくこと
[**具体的な事業内容**]；①総合相談支援，②介護予防ケアマネジメント，③権利擁護，④包括的・継続的ケアマネジメント支援

◆**【看護職の行うケアマネジメントの実際】**
・疾病による健康障害，生活への影響を視野に入れ，介護福祉的なケアに加えて医療的ケアを調整する際，看護職のもつ「**疾病予防**」「**健康管理**」を土台においた対象の捉え方は，介護保険においては，特に**介護度の高い療養者**や**医療依存度の高い療養者**のケアマネジメントで看護師の力が発揮される。
・ケアマネジメントのみを行うのではなく，看護を提供しながら（ケアを行いながら）のケアマネジメントとなるため，利用者のニーズ把握が早期に可能であり，ニーズが深刻化する前の対応が可能である。**サービス担当者会議**または担当者への紹介などにより，専門的な見地から意見を出し合ってもらい，複数職種間で**意見調整**を図っていく。

社会資源の理解と活用

◆**【社会資源の定義】**：在宅ケアシステムの最も重要な構成要素の一つである社会資源とは，「生活上の諸欲求の充足や問題解決を目的として利用できる各種の**制度・機関・団体及び人々の知識・技術**などの**物的人的諸要素を総称したもの**」をいう。
◆**【社会資源の分類】**：以下のように分類した捉え方がある。
①**マンパワー**（その人自体が資源になるもの）
②**物品**（対象者や家族が直接使う資源）
③**制度**（法で定められている資源）
④**医療・福祉施設およびサービス**（人と物によって成り立つ資源）
⑤**情報**（様々な社会資源を知る手段としての資源）

◆【フォーマルサービスとインフォーマルサービス】

・フォーマルサービス：制度的に位置づけられた公的な援助。サービスに継続性・安定性があり，一定の水準が確保されているのが特徴。手続きに数週間かかることもある。

・インフォーマルサービス：フォーマルサービスだけでは充足できないニーズに対して提供される援助のこと。ニーズがあればすぐに対応し，対象に合わせたサービス内容も柔軟に行える。しかし，レベルや量が一定ではなく，継続的保証がないことはデメリットである。

◆【社会資源の活用における看護職の役割】

①社会資源の活用を必要とする療養者・家族の発見
②療養者と家族のニーズの把握
③地域にある活用可能な社会資源の把握
④療養者と家族への情報提供
⑤社会資源活用に関する意思決定支援
⑥社会資源へのアクセスのための支援
⑦サービス提供機関との連携・調整
⑧社会資源が役立っているかのモニタリング

◆【社会資源の活用における注意点】：療養者が利用できる社会資源は，居住の地域によって異なるものや支給金額の上限が異なるものもある。看護職としてそれを理解した上で，医療面・生活面に関する専門的知識・技術を活かし，その人のもつニーズを判断し，適切な社会資源に結びつける。

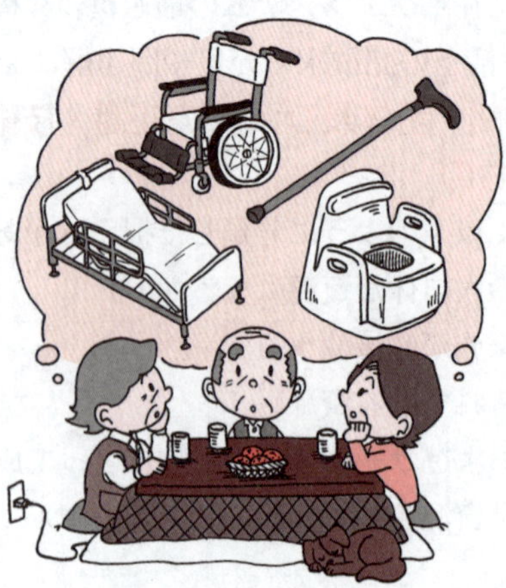

看護師国家試験　一般問題

☑ 介護保険制度におけるケアマネジメントで適切なのはどれか。104-A82

1 スクリーニングで介護保険の対象の可否を判断する。
2 アセスメントで利用者の疾患を診断する。
3 利用者は居宅介護サービス計画書を作成できない。
4 ケアサービスの提供と同時にモニタリングを行う。
5 ケアマネジメントの終了は介護支援専門員が決定する。

解答・解説

1 ×介護保険の対象の可否は，訪問調査でのデータと特記事項，かかりつけ医の意見書などの資料を基に介護認定審査会で決定される。
2 ×利用者の疾患を診断するのは医師である。
3 ×利用者自身が居宅介護サービス計画書を作成することができる。
4 ○ケアサービスの提案を利用者が承諾するとサービスが提供される。サービス提供とともにサービスが適正に行われたかを評価（モニタリング）するので正しい。
5 ×介護保険は利用者の申請によって開始し，ケアマネジャーの選定もケアマネジメントもすべて利用者主体で進められ，終了も同様であることから誤りである。

☑ 地域包括支援センターの機能はどれか。**2つ選べ。** 99-P83

1 介護報酬の支給
2 訪問介護の実施
3 要介護認定審査
4 高齢者虐待の相談
5 介護予防ケアマネジメント

解答・解説

1 ×介護報酬の支給は，介護保険の保険者である市区町村が行う。
2 ×介護保険に基づくサービス事業者ではないので訪問介護は行わない。
3 ×要介護度の認定審査は，市区町村の介護認定審査会が行う。
4 ○介護者などによる高齢者虐待を発見した者は，地域包括支援センターに相談をする。相談または通報を受けたセンター側は事実を確認し，虐待からの保護と対策を講じる。
5 ○センターには保健師や主任ケアマネジャーなどが配置されており，介護予防事業や予防給付が効果的に行われるようにケアマネジメントを行う。

ケアマネジメント・ケースマネジメント

看護師国家試験　状況設定問題

67歳の男性。1人暮らし。脳梗塞の2度目の発作によって入院した。2年前の脳梗塞では右下肢を軽度引きずる程度の後遺症であったが，今回は，右片麻痺と構音障害が残った。要介護認定は要介護1である。身寄りがなく，前回の退院時と同様，「人の世話にはできるだけなりたくない」と言って，自宅への退院を希望している。自宅は6畳の和室と3畳の台所，浴室およびトイレがある。

☐ 退院後に貸与を受ける福祉用具で最も優先度の高いのはどれか。94-P37

1 介護用ギャッチベッド
2 歩行補助杖
3 尿　器
4 簡易浴槽

☐ 退院直後の訪問時，看護師が情報収集する内容で最も重要なのはどれか。94-P38

5 体重増加
6 転倒リスク
7 抑うつのレベル
8 便秘の有無

☐ 在宅療養が軌道にのって3か月を経過したころ，2週に1度の外来受診時に「体を動かさないともっとだめになってしまう。以前のように歩く訓練に参加したい。リハビリの仲間もいるし，がんばれるから」と相談があった。
導入するサービスで最も適切なのはどれか。94-P39

9 訪問リハビリテーション
10 訪問看護
11 通所リハビリテーション
12 通所介護

解答・解説

1 ○片麻痺があり一人暮らしということから，和室で布団での生活は不自由。少しでも安楽な生活にするためにも介護用電動ベッドで坐位などを自分で操作できるようにする。

2 ×一人暮らしであり，退院後の回復状況や生活行動範囲，そしてヘルパーの導入など生活が安定してから導入を考えていく。現在はむしろ単独行動で転倒事故などを起こしかねない。また，杖は必要であるが，介護保険の貸与（レンタル）用品となる“歩行用補助杖”は，多点杖（四脚バランスステッキなど）とロフストランドクラッチのみであり，このケースにて必要と思われるいわゆる一般的なT字杖は含まれてない。

3 ×福祉用具貸与品ではない。

4 ×浴室があるので不要。また，福祉用具貸与品ではない。

※厚生労働省の情報開示における正答値表では2を正解としている。

5 ×栄養状態のアセスメントのための観察の一つではあるが，初回訪問時にはまだ変化としては直接的に捉えられない。

6 ○片麻痺が残っており，転倒・転落の危険性が考えられる。実際の生活状況や療養環境をアセスメントし，対策を立てることがまず優先される。

7 ×構音障害は残っているが，リハビリへの参加を希望したりしており，今のところ抑うつになっている状況は考えられない。

8 ×今後の観察の継続的観察項目ではあるが，初回訪問での収集情報としての優先度の高さでは，転倒のリスクの方が高い。

9 ×このケースは，リハビリの仲間を励みのひとつにしており，社会とのふれあいのためにも，一人暮らしで生活の変化をつけるためにも施設でのリハビリがよい。

10 ×問題文の内容からも，本人の希望はリハビリと仲間であり，適切とは言えない。

11 ○本人は右片麻痺はあるが動けるし，仲間とのリハビリを期待している。

12 ×福祉施設などのデイサービスセンターで，入浴・食事・機能訓練などの日帰り介護サービスを利用すること。片麻痺などもあるので，通所リハビリテーション施設の方が適切。

第4章 7

在宅看護における倫理的課題

学習の要点

在宅看護の基本は，人生そのものを送る生活の場で療養している在宅療養者に対して，人間らしい生活を保障する“生活重視”です。そのため，人権の尊重と権利性，期待される看護と倫理性，社会的機能としての看護の責務について理解しておきましょう。

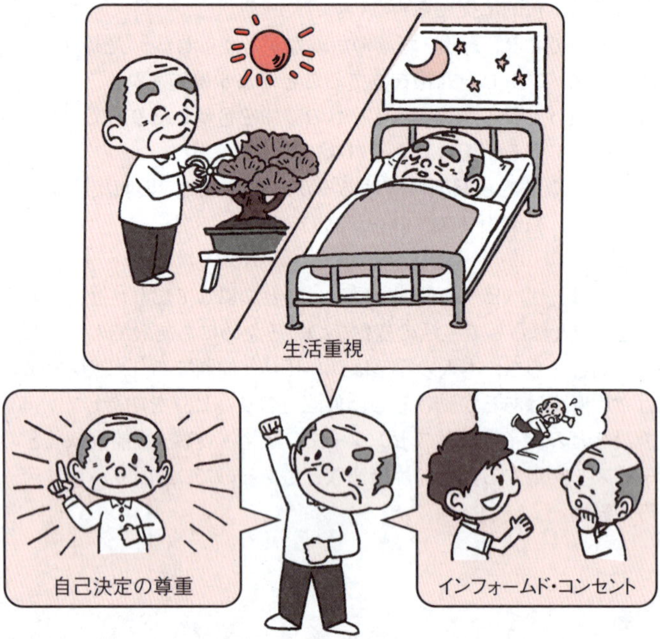

生活重視
自己決定の尊重
インフォームド・コンセント

自己決定支援

◆**【自己決定権】**：一人ひとりの人間は，自分の生き方は自分自身が選択し，決定し，自己実現を図る権利をもっている。看護を受ける場合，自分らしさを主張し，こうあってほしいと本人の望むことが重視，尊重されることが大切である。

◆**【療養者・家族の意思の尊重】**：在宅看護で療養者・家族の意思を尊重する

こととは，病や障害をもちながらも，療養者・家族が慣れ親しんだ場所で，どのように生活し，どのような医療を受け，どのように人生を歩んでいくかを決めていくとき，その決定プロセスと決定した結果を認めることをいう。

◆【意思決定の権利と責任】：意思決定の権利には，決定に関わる「情報を知る権利」「事柄を決定する権利」，その一方で「決定しない権利」もある。決定した（決定しない）結果については，その人が責任を負う。

◆【インフォームド・コンセント】：インフォームド・コンセント（説明と同意）の根底にも，自己決定権の考え方がある。

◆【意思決定に関する看護職の役割】：療養者・家族が意思決定するプロセスの中で，揺れ動く気持ちに寄り添ったり介入したりしながら，療養者・家族ができるだけ納得できる決定が下せるように，その意思決定プロセスを支えることである。

◆【療養者自身の自己決定】：在宅療養の場合，在宅生活の破綻が起こり安全が損なわれるとき，入院・入所などについて医療・福祉の関係者中心に決定してしまうことにもなりかねない。「家にいたい」と療養者が願っている場合もあり，このときも重要なのが療養者自身の自己決定である。看護師は，療養者が意見を表出できるように取り計らい，その意思の確認を関係者に求めていく。

◆【エンパワメントとパートナーシップ】：自らが決定し，変革していく主体になる力をつけることをエンパワメントといい，看護者はその力量形成のための支援を行う。療養者と家族のエンパワメントに向けて，看護者は療養者や家族と共にあるとするパートナーシップの強化が大切である。

対象者の権利擁護〈アドボカシー〉（成年後見制度）

◆【権利擁護〈アドボカシー〉】：自己の権利を表明することが困難な寝たきりの高齢者や認知症の高齢者，障害者などに代わって代理人が権利を表明したり，ニーズの獲得を行うことをいう。

◆【権利の擁護者〈アドボケイト〉】：療養者は弱い立場にあることを心にとめ，療養者の権利が侵害されないよう，療養者に代わって看護師は療養者の権利を守っていく役割がある。意思決定の看護支援においても，重要な考え方である。

◆【看護行為の法的責任】：医師のいない訪問先において高度な知識と判断や技術を要することも多い在宅看護は，医師との緊密な協力関係を保ち看護行為の法的責任をふまえて対処しなければならない。これが医療事故の防止，在宅療養者の権利の保障につながる。

◆【オンブズマン制度】：弱者の立場に置かれがちなサービス利用者を保護する，利用者権利擁護のための見張りを意味するのがオンブズマン制度。国レベルのものはないがNPOや民間のものは存在している。

◆【成年後見制度】：アドボカシーの制度である成年後見制度は，認知症や知的障害・精神障害などの理由で判断能力が不十分な成年者を保護する民法に基づく法律。本人の行為能力を制限したり，本人に代わって，またはこの者とともに法律行為（契約や財産管理などの事務を行って，その保護をする）を支援する制度をいう。表4-6参照。

◆【後見の種類】：すでに判断能力が不十分な人を支援する人を家庭裁判所で決定する場合（法定後見）と，将来判断能力が低下したときに支援する人をあらかじめ決めておく場合（任意後見）がある。

◆【法定後見】：認知症などで判断能力が不十分な者について，4親等内の親族または親族がいないような場合は市町村長が家庭裁判所に申し立てを行い，家庭裁判所において審理の上，開始される制度。判断力が不十分な順に後見，保佐，補助の3つの制度が用意されている。

表4-6　成年後見制度

区　分	補　助	保　佐	後　見	任意後見
本人の判断力	不十分	とくに不十分	まったくない	ある
本人の同意	必要	不要		必要
申請人	本人，配偶者，4親等内の親族，検察官，任意後見人，任意後見監督人，市町村長			本人
医師による書類	診断書	診断書，精神鑑定書		不要
援助者	補助人	保佐人	後見人	任意後見人

◆【成年後見人の行為】：介護保険法に基づく要介護認定の申請や居宅サービス計画（ケアプラン）への同意，医療契約や訪問看護契約の締結，本人の財産からの利用料の支払いなどは，成年後見人が本人に代わって行う。

◆在宅看護の過程において，一人暮らしで，申し立てを行う親族がいない認知症高齢者を発見した場合は，市町村または地域包括支援センターに連絡して市町村長が申し立てを行うきっかけをつくることが必要である。

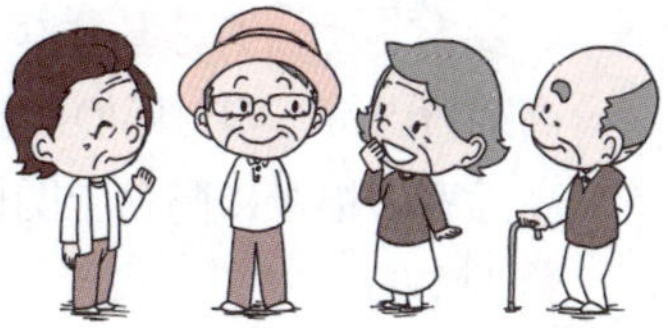

サービス提供者の権利擁護

◆【「措置」から「契約」への変化】：介護保険制度導入により，社会福祉制度での行政の「措置」が，利用者と介護サービス事業者間の「契約」に移行し，支援の必要な人々は保護の対象ではなく自身で契約を結ぶ主体へと変化した。

◆【介護保険での契約】：準委任契約で，「申し込み」と「承諾」が合致したことによって成立する法律行為となるため，サービス提供者は，利用者に対して契約前に行われる重要項目の説明義務がある。消費者と事業者の権利義務関係を明確にするため，消費者契約法をふまえた分かりやすい書面の契約書を作成しておく。

◆【契約書の内容】：どのような事業者であるか，担当者の資格，職員体制，サービスの具体的範囲・内容・手順や料金，支払方法などを明記して，後々のトラブルにならないようにしていく。予期せぬ医療事故による賠償責任問題も考えられるため，その対策も講じておく必要がある。

虐待の防止

◆在宅看護で看護師が直面する問題の一つに「虐待」がある。訪問看護師には，虐待の発見と予防という弱者の権利擁護〈アドボカシー〉機能と役割がある。

◆【高齢者虐待防止法】

・高齢者に対する虐待を防止し，高齢者の尊厳の保持・権利利益を擁護する目的で2006年4月に施行された。

・65歳以上の高齢者に対する，養護者（高齢者を現に養護する者）および要介護施設従事者などによる虐待を規定した。

・高齢者虐待への対応の仕組みとして，在宅看護に関わる看護師も含めて高齢者の福祉に職務上関係のある者に，高齢者虐待を発見する努力義務がある。

・養護者による高齢者虐待を発見した場合，市町村または市町村から委託を受けた地域包括支援センターに通報するまたは通報の努力義務がある。その後，関係機関と連携協力して，虐待の防止や虐待からの保護を講じる。

・要介護施設従事者などによる高齢者虐待を発見した場合，市町村に対する通報義務または通報の努力義務がある。届けを受けた市町村は，都道府県に報告し，都道府県および市町村において，老人福祉法および介護保険法に基づく監督権限の行使を行う。

◆【虐待の類型】

1	身体に暴行を加える身体的虐待
2	養護を著しく怠るネグレクト（介護・世話の放棄・放任）
3	著しい心理的外傷を与える心理的虐待
4	性的自由を侵害する性的虐待
5	財産を侵害する経済的虐待

◆【看護師の役割】

・早期発見する能力と判断能力，行政機関などの関係機関との連携・調整能力が求められる。

・高齢者虐待が発生する前に，虐待のいわば前段階（例えば，認知症による言動の混乱のために家族も混乱し疲労している段階）で，高齢者からの相談に応じたり，助言をするなどして，未然に虐待を防止する。

・虐待はこれまでの介護者との関係や，介護の心理的ストレスが要因となることがあり，介護者のレスパイトケアや虐待防止ネットワークの整備が必要となる。

情報管理

◆在宅看護を効果的に実施するため，看護師は療養者やその家族の個人情報を取得，保有する。さらに，病院や介護サービス事業者，保健所その他の保健・医療・福祉の関係者と，個人情報を相互に提供利用する。その情報は，他人によってみだりに取得，利用，提供されないよう情報管理について法律が定められている。

◆【個人情報保護法】

・個人情報の有用性に配慮し，個人の権利利益を保護することを目的として2005年4月から施行された。

・適用される事業者は，病院，診療所，薬局，訪問看護ステーション，居宅サービス事業者，介護保険施設などの医療・介護関係事業者である。ただし，識別される特定の個人が5,000を超えない小規模事業者は除外される。

・訪問看護ステーションなどは，適用されない小規模な医療・介護関係事業者になるが，厚生労働省が定めた「医療・介護関係事業者における個人情報の適切な取扱いのためのガイドライン」を遵守する義務がある。

・個人情報の取り扱いは，その利用目的をできるだけ特定して，通知・公表または明示し，目的外の取り扱いや第三者への提供については原則として本人の同意が必要。例外要件は，高齢者虐待防止法や成年後見制度に関連する場合である。

・コンピューター関連の個人情報（個人データ）の漏えい，滅失または棄損の防止などの安全管理措置や従事者に対する監督などを事業者へ義務づけている。

・本人から，保有個人データの開示を求められたときは，遅滞なく開示する。

・死亡した患者に関する情報は個人情報には該当しないが，遺族に対する診療情報の提供について取り扱い方を定めた指針の規定により，医療・福祉関係事業者は，遺族に対して記録の提供を行う。

◆【保健師助産師看護師法】：保健師，看護師または准看護師は，正当な理由がなく，その業務上知り得た人の秘密を漏らしてはならない。保健師，看護師又は准看護師でなくなった後においても同様とすると規定し，違反した場合の罰則も規定している。

在宅看護における倫理的課題

看護師国家試験　一般問題

☑ 在宅療養者と家族とに関わる訪問看護師の基本的な対応で適切なのはどれか。
97-A82

1 指示的な対応をする。
2 必要な情報や代替案を提供する。
3 利用するサービスの選定を行う。
4 看護師と家族で介護方針を決める。

解答・解説

1 ×指示的対応では利用者からの信頼は得られず，訪問看護は成り立たない。
2 ○医療職から見たメリット・デメリットも含め，最新の情報を十分かつ公平に提供することは療養者の意思決定を支援・尊重することになり基本理念に合致する。
3 ×在宅療養の主役は療養者と家族であり，看護師が行うことではない。
4 ×あくまでも療養者本人が自分の意思で決定することを奪ってはいけない。

☑ 認知症が進行中の 76 歳の男性。預金通帳の管理は唯一の肉親である甥が行っているが，勝手に預金を使っている様子である。
ケアカンファレンスへの提案として適切なのはどれか。**2 つ選べ**。99-A83

1 成年後見制度の利用
2 ホームヘルパーによる通帳管理
3 訪問看護ステーションでの通帳管理
4 訪問看護師による甥の預金使用状況の監視
5 社会福祉協議会の金銭管理サービスの利用

解答・解説

1 ○成年後見制度には任意後見制度と法定後見制度があり，財産の相続や土地の売買など重要な法律行為を後見人に代用してもらうことである。
2 ×訪問介護（ホームヘルパー）の業務には財産管理は含まれない。
3 ×訪問看護ステーションでの業務には，財産管理は通常含まれない。
4 ×訪問看護師は在宅療養者の家庭を訪問して看護を行う。多くの倫理的課題を抱えて対応しているが，財産管理は含まれない。
5 ○利用者本人に代わって，預貯金の出し入れ，公共料金・家賃の支払い，福祉サービスなどの利用料支払い，年金手当てなどの受領確認の金銭管理サービスを利用することが可能である。

看護師国家試験　状況設定問題

76 歳の女性。夜間勤務をしている 51 歳の長男と 2 人暮らし。認知症で，妄想と尿・便失禁とがみられる。長男から「トイレまで間に合わなくて便で部屋を汚して困る。お風呂も嫌がって入らない」と主治医に相談があった。主治医が要介護認定の申請を勧め，要介護 1 と認定された。週 1 回の訪問看護が開始された。

☐ 訪問すると，部屋には尿臭がし，廊下の壁には排泄物がところどころ付着していた。女性は歩行が可能で丁寧に挨拶をしたが，その後看護師に食べ物を持っていないかと聞いてきた。長男は「便で家の中を汚すので，あまり食べさせていない。ここ数か月入浴もしていない」と言う。
この段階で疑われるのはどれか。98-A91

1 身体的虐待
2 心理的虐待
3 経済的虐待
4 介護の放棄

☐ 2 回目に訪問すると，部屋の中から女性の「痛い。ごめんなさい」という泣き声が聞こえた。女性の顔面を見ると腫れていた。長男は「思わずたたいてしまった」と言う。
長男への最初の対応で適切なのはどれか。98-A92

5「病気だから我慢しましょう」
6「何があったのか話してくれますか」
7「たたくのは虐待で犯罪になりますよ」
8「二度とたたかないと約束してください」

☐ しばらく安定した生活をしていたが，認知症状が悪化し日中徘徊するため，その見守りと付き添いで長男は休息をとることができなくなった。
この状況で優先して活用するのはどれか。98-A93

9 通所介護
10 歩行器の貸与
11 配食サービス
12 訪問リハビリテーション

解答・解説

1 ×身体的虐待とは，叩いたり，蹴ったり，つねったり，身体を拘束するなど身体に暴力を与えることである。本症例では暴力は起きていない。

2 ×心理的虐待とは，暴言や侮辱などの言葉や無視，嫌がらせ，脅かすなどによって精神的に苦痛を与えることである。本症例では起きていない。

3 ×経済的虐待とは，高齢者に年金などを渡さなかったり，取り上げて使用したり，無断で高齢者の財産を処分したりすることである。本症例では起きていない。

4 ○介護の放棄とは，食事・水を与えないなど必要なケアをしないことや，意図的でなくても介護をしないで放っておくこと，治療を受けさせないことなどをさす。この事例では，長男の会話からも食事を食べさせていない，入浴も行っていない状況であることから，介護の放棄が起きていると考えられる。

5 ×認知症を理解してもらうことは大切だが，我慢を強いたり，長男の思いを否定したりすることは，介護負担やストレスを増強させ虐待を助長してしまう原因となりうる。

6 ○認知症の対応や病気の理解ができていない場合もあるため，長男の思いや考えを表出してもらえるよう働きかけをしていき，介護への負担感やストレスの軽減に努めることが大切である。

7 ×虐待は基本的人権の侵害であり，ときに犯罪行為に相当する場合もある。しかし，自分の行為が虐待であると認識していなければ，非難や介護自体の否定につながる。

8 ×虐待であると認識していなければ，無理に約束させることはストレスを増強させたり口約束になるだけで虐待の防止にはつながりにくい。

9 ○通所介護とは，入浴や食事，レクリエーションなどを行う通所サービスである。短時間だけでも介護から離れ，一時的に休息をとってもらうことで介護負担を軽減できる。

10 ×徘徊しているということは歩行できる状況であると判断できる。歩行器の使用は，かえって転倒要因にもなり，介護負担の軽減にはつながらないと考えられる。

11 ×長男が食事や家事で困っているという情報はこの症例からは読み取れず，配食を希望しているかどうかは不明である。優先度の高いサービスとは考えにくい。

12 ×訪問リハビリテーションとは，理学療法士や作業療法士が家庭を訪問し，リハビリテーションを行うサービスである。リハビリが必要な状況とは考えにくく，優先度の高いサービスではない。

5 訪問看護の概要

1 訪問看護制度の理解……………………100

2 訪問看護制度の法的枠組み……………104

3 訪問看護サービスの仕組みと提供…112

第5章 1

訪問看護制度の理解

学習の要点

訪問看護活動は，かつては公的機関（保健所や市町村）の看護職がほとんど行っていました。訪問看護ステーションは，看護職による初めての独立した訪問看護提供機関であり，その成り立ちの経過と現在の制度や課題を理解しましょう。

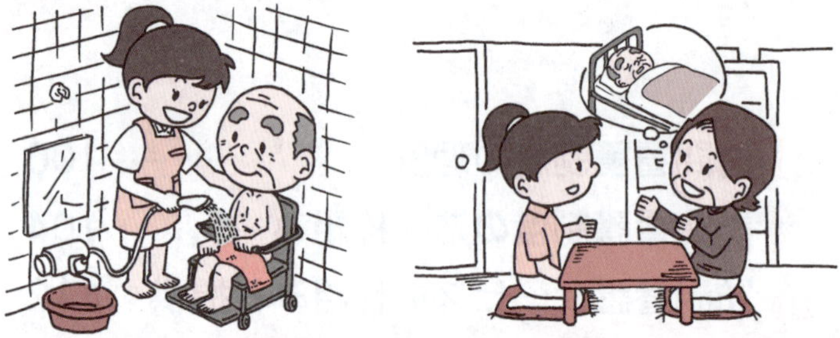

訪問看護の変遷

◆【老人訪問看護ステーションの創設】：**老人保健法**（老人訪問看護制度）に基づき，在宅高齢者の療養生活を支援する目的で **1992**（平成 4）年に老人訪問看護ステーションが創設。それまで，看護職で開業できるのは**助産所**だけであったが，看護職が管理者として運営する機関の制度化として社会の注目を浴び，看護の専門性を発揮する場として大いに期待された。

◆【訪問看護ステーションの創設】：**1994**（平成 6）年には**健康保険法**（訪問看護制度）に基づき，訪問看護ステーションが創設された。これにより年齢制限がなくなり，老人医療受給対象者以外にも，つまり在宅で看護を必要とする健康保険受給者すべてに**対象が拡大**された。

◆【介護保険制度の創設】：**2000**（平成 12）年に介護保険制度が創設され，訪問看護は介護保険法の中で**居宅サービス**として位置づけられた。訪問看護ステーションも**指定居宅サービス事業者**として，介護保険制度の対象者（要支援または要介護状態にある者）に訪問看護を行うことになった。

◆【介護予防訪問看護の開始】：2005（平成17）年には，新たに介護予防サービス事業者の指定を受けて，要支援者に対し予防を重視した介護予防訪問看護を提供することになった。

◆【訪問看護サービスの多様化】：2012（平成24）年の介護保険法改正で，地域密着型サービスに「定期巡回・随時対応型訪問介護看護」「複合型サービス」が加えられ，多様なニーズに応じた訪問看護を提供できるようになった。

訪問看護の提供方法と種類

◆日本では現在，訪問看護の提供機関の種類は以下の4つである。

①行政が行う訪問看護（家庭訪問）：保健所や市町村センターが，精神保健や母子保健などの事業の一環として訪問看護指導を提供する。行政事業であり，利用するにあたって費用の自己負担は発生しない。地域の潜在的なニーズに対応する。

②医療機関（病院・診療所）が行う訪問看護*：病院や診療所の機能の一部として訪問看護を提供する。多くの場合，訪問看護を提供する医療機関に属する医師が主治医。訪問看護部門は独立して存在する機関もあれば，外来業務と兼ねて行うような組織もある。在宅療養への移行を支える。

③訪問看護ステーションが行う訪問看護*：地域において事業所として訪問看護を提供する。利用者は，主治医の属する医療機関，疾患，病状，年齢などにかかわらず，その事業所からの訪問看護を利用できる。

④民間企業が行う訪問看護：社会保険を使用しないので全額自己負担となるが，多様なニーズに対応できるという特徴がある。

*②と③は使用する社会保険や訪問内容によって自己負担は異なる（p.104～106参照）。

第5章　訪問看護の概要

訪問看護制度の課題

◆【安定的なサービスの供給】：超高齢化時代・多死時代を迎えるにあたって，国民に訪問看護サービスの内容・価値のPRを行い，国民が最後まで安心して療養生活を送れるよう24時間体制で365日，療養生活と在宅看取りの支援が可能な安定的なサービスの供給実現が急務である。

◆**【訪問看護ステーションの経営安定化】**：2015(平成27)年4月現在，全国の訪問看護ステーションの総数は**約8,000か所**であり，全国的には事業所が偏在・不足している。小規模ステーションほど収支において赤字の割合が高く，訪問看護師の**マンパワー不足**もある。今後は事業経営の安定化と人員確保，人材育成などが課題である。このため，訪問看護ステーションの**ネットワーク化**，**多機能化・複合化**が進められつつある。

◆**【制度の見直し】**：医療依存度の高い療養者や在宅看取りの増加などから，**訪問看護の位置づけ**の確認，**看護師の裁量権**，事前に医師の指示が必要という原則に立った制度の見直しなども課題となっている。

◆**【今後充実が求められるサービス】**

①**医療ニーズと介護ニーズともに高い，中重度者に対する在宅サービスの充実**：高度な医療処置の実施，24時間連絡体制の強化，病状の急変時の対応など

②**在宅ターミナルケアの充実**：ペインコントロール，精神的支援

③**認知症ケアの充実**：専門的ケアの実施，家族へのケア方法の指導など

④**予防的ケアの充実**：療養上の管理・指導，リハビリテーションなど

⑤**虐待の予防・対応の充実**：虐待状況の早期発見，虐待への対処など

看護師国家試験　一般問題

☑ 訪問看護ステーションで正しいのはどれか。89-A64

1 訪問看護ステーションは健康保険法等の改正で創設された。
2 訪問看護ステーションは看護職員が1人いれば開設できる。
3 訪問看護ステーションの構成員は看護職員に限られている。
4 老人訪問看護ステーションは老齢年金受給者が対象である。

解答・解説

1 ○1991年の老人保健法改正により老人訪問看護制度が創設され，1992年に老人訪問看護ステーションが開設された。さらに，1994年の健康保険法改正で訪問看護ステーションが創設，2000年4月からは介護保険法によるものが加わった。
2 ×設置基準における人員基準は，常勤換算で2.5人以上である。
3 ×看護職以外に保健師，理学療法士，作業療法士が認められている。
4 ×医師が訪問看護を必要と認めた65歳以上の人で，医師の指示書が必要となる。

☑ 63歳の女性。末期の悪性腫瘍で在宅療養となった。
公的保険で受けられるサービスで正しいのはどれか。99-A48

1 訪問看護は医療保険の対象となる。
2 訪問看護の回数は週3回に限られる。
3 訪問看護の回数は1日1回に限られる。
4 介護保険によるサービスは受けられない。

解答・解説

1 ○末期の悪性腫瘍であり，訪問看護は医療保険の対象となる。
2 ×医療保険の訪問看護は，利用回数は1週3回を上限としているが，医療ニーズが高い場合はそれ以上の訪問が認められており，末期の悪性腫瘍であり3回以上の訪問は可能。
3 ×医療保険の場合の訪問は1日1回，1回の訪問につき30分から1時間30分程度を標準，2時間を超えないとなっているが，緊急時訪問看護加算も可能であり1日1回に限らない。
4 ×末期癌は，40歳以上65歳未満の介護保険法で定める特定疾病（16疾病）の一つであり，給付対象となるため介護サービスは受けられる。

第5章 2

訪問看護制度の法的枠組み

学習の要点

訪問看護制度は，医療保険制度（高齢者の医療の確保に関する法律を含む）と介護保険制度において位置づけられており，利用者の状況に応じてそれぞれの保険制度のもと実施されています。保険制度による訪問看護の違いを理解しましょう。

健康保険法

◆【訪問看護の利用者】

・疾病，負傷などにより居宅で継続して療養を受ける状態にあり，主治医が訪問看護の必要を認めた者

・要介護者・要支援者が医療保険で対応する場合，介護保険が他法に優先する。ただし，介護保険の要介護者・要支援者であっても，急性増悪期の訪問看護，がん末期・神経難病などに対する訪問看護，精神障害者社会復帰施設で複数同時に行う訪問看護（訪問看護基本療養費（II）を算定する訪問看護）は，医療保険で対応する（表5-2）。

◆【提供機関】：訪問看護事業者として指定を受けた訪問看護ステーション，訪問看護業務を行っている病院・診療所（在宅療養支援診療所含む）

◆【利用時間・回数】

・訪問は1日1回，1回の訪問につき30分～1時間30分程度が標準。2時間を超えない。

・利用回数は1週3回を上限とする。ただし，医療ニーズの高い場合は，それ以上の訪問が認められている。

◆【費用の支払い】

・健康保険法などに基づき各種保険者が訪問看護療養費の7～9割を訪問看護ステーションに支払う。訪問看護の指示に対する主治医への報酬は，訪問看護指示書料として診療報酬で支払われる。

・利用者は訪問看護を受けるたびに，各種保険の本人負担分（3割，ただし義務教育就学前の乳幼児は2割負担）を利用料として支払う。そのほ

か利用料として，1 回の訪問で 2 時間以上かかわる**長時間訪問看護**，休日または夜間など**営業時間外の訪問看護**，交通費や日常生活物品費および死後の処置費用について**別途支払う**。

・2012（平成 24）年の診療報酬改定により，**入院患者の外泊時の訪問看護**が健康保険で認められるようになった。

介護保険法

◆【訪問看護の利用者】

・65 歳以上の**居宅の要支援または要介護者**であって，**主治医**が（介護予防）訪問看護の必要を認めた者

・40 歳以上 65 歳未満の場合，表 5-1 に示した加齢に伴う疾患に罹患し，要介護状態または要支援状態にあると判断され，厚生労働大臣が定める

表 5-1　介護保険法で定める特定疾病

1	がん（医師が一般的に認められている医学的知見に基づき回復の見込みがない状態に至ったと判断したものに限る）	9	脊柱管狭窄症
2	関節リウマチ	10	早老症
3	筋萎縮性側索硬化症〈ALS〉	11	多系統萎縮症
4	後縦靭帯骨化症	12	糖尿病性神経障害，糖尿病性腎症および糖尿病性網膜症
5	骨折をともなう骨粗鬆症	13	脳血管疾患
6	初老期における認知症	14	閉塞性動脈硬化症
7	進行性核上性麻痺，大脳皮質基底核変性症およびパーキンソン病	15	慢性閉塞性肺疾患〈COPD〉
8	脊髄小脳変性症	16	両側の膝関節または股関節に著しい変形をともなう変形性関節症

介護保険の第 2 号保険者（40 歳以上 65 歳未満）が介護認定を受けられる疾病である

表 5-2　厚生労働大臣が定める疾病等

1	末期の悪性腫瘍	10	多系統萎縮症（線条体黒質変性症，オリーブ橋小脳萎縮症，シャイ・ドレーガー症候群）
2	多発性硬化症	11	プリオン病
3	重症筋無力症	12	亜急性硬化性全脳炎
4	スモン	13	ライソゾーム病
5	筋萎縮性側索硬化症〈ALS〉	14	副腎白質ジストロフィー
6	脊髄小脳変性症	15	脊髄性筋萎縮症
7	ハンチントン病	16	球脊髄性筋萎縮症
8	進行性筋ジストロフィー症	17	慢性炎症性脱髄性多発神経炎
9	パーキンソン病関連疾患［進行性核上性麻痺，大脳皮質基底核変性症，パーキンソン病（ホーエン・ヤールの重症度分類がステージ 3 以上であって生活機能障害度がⅡ度またはⅢ度のものに限る）］	18	後天性免疫不全症候群〈AIDS〉
		19	頸髄損傷
		20	人工呼吸器を使用している状態

疾病等（表 5-2）以外の疾患の者

◆【提供機関】：介護保険法に基づく**居宅サービス事業者**として指定を受けた訪問看護ステーション

◆【利用時間・回数】：**介護報酬**により決められた時間（20 分未満，30 分未満，30 分以上 1 時間未満，1 時間以上 1 時間 30 分まで）に対する単位（1 単位 10 円）に基づき訪問を計画し実施する。

◆【費用の支払い】

・介護保険法に基づく**介護給付費**（訪問看護費・介護予防訪問看護費）の**9 割**を，介護保険の実施者である**市町村長**が訪問看護ステーションに支払う。

・**利用者**は訪問看護を受けるたびに，訪問看護費・介護予防訪問看護費の**1 割**を利用料として支払う。**交通費**は報酬に含まれるので請求されないが，通常の実施地域以外への訪問看護については交通費を支払う。

障害者総合支援法（旧障害者自立支援法）

◆【障害者自立支援法の改正】：「障害者の日常生活及び社会生活を総合的に支援するための法律（**障害者総合支援法**）」となり，**2014**（平成 26）年 4 月に施行された。

◆【改正内容】

・障害者の範囲（障害児の範囲も同様に対応）に**難病**なども加わり，障害の多様な特性その他の心身の状態に応じて，必要とされる標準的な支援の度合いを総合的に示す**障害者支援区分**が創設された。

・難病患者などで，病状の変動などにより，身体障害者手帳の取得ができないが，一定の障害がある人々も**障害福祉サービス**などの対象となる。**2015**（平成 27）年 7 月からは，対象となる難病などが見直され，対象となる疾病が 151 疾病から **332** 疾病に拡大した。

・重度訪問介護の**対象拡大**や共同生活介護（ケアホーム）の共同生活援助（グループホーム）への**一元化**，地域移行支援の対象拡大などが盛り込まれている。

・**介護給付**には，訪問系サービス（居宅介護，重度訪問介護など），療養介護，生活介護，短期入所，共同生活介護，施設入所支援などがある。

高齢者の医療の関係法規

◆【訪問看護の利用者】：75 歳以上（65 歳以上 75 歳未満で障害認定を受けている状態）で，主治医が訪問看護の必要を認めた者

◆【費用の支払い】

・高齢者の医療の確保に関する法律に基づき，後期高齢者医療広域連合会が訪問看護療養費の 7 割または 9 割を支払う。

・利用者は訪問看護を受けるたびに，訪問看護費の 1 割（現役並み所得者は 3 割）の利用料を支払う。その他利用料は，健康保険法と同様の取り扱いである。

その他関係法規

◆【保健師助産師看護師法】

・看護師の業務，資格と免許，守秘義務などの規定

・介護保険法および健康保険法などの訪問看護の定義として，「療養上の世話又は必要な診療の補助」とされている。これは保健師助産師看護師法第 5 条から引いている。第 14 条では品位を損するような行為があった場合の免許取消・業務停止が求められ，第 42 条の 2 では，業務上知り得た秘密を漏らしてはならないとし，看護師でなくなった後も含めて規定している。

◆【医師法】：医師の指示の下で行う看護業務の範囲については，医師法と保健師助産師看護師法第 37 条の解釈によって判断されている。

◆【医療法】

・1992 年の医療法の改正により，「居宅等」が医療提供の場として追加された。

・2006 年には「良質な医療を提供する体制の確立を図るための医療法等の一部を改正する法律」によって地域連携の推進が盛り込まれ，在宅療養支援診療所（24 時間体制で往診や訪問看護を実施する）が新設された。

・医療機関の情報を広く住民に公表するための広告規制が見直され，訪問看護認定看護師の配置なども広告できるようになった。

・入退院時に治療計画などの文書による説明と，地域での切れ目ない医療の実施のために退院後の療養についての適切な情報提供を規定している。

◆【薬事法】：必要な医療材料などは，在宅医療を担う医療機関より患者に提供される。

◆【公費負担医療】：医療費の全額，または医療保険の一部負担分を公費で支給する医療の総称

◆【高齢者虐待防止法】：p.93, 94 参照

◆【個人情報保護法】：p.95 参照

看護師国家試験　一般問題

☑ 介護保険法に基づき訪問看護を行うことができる職種はどれか。104-P9

1 医　師
2 薬剤師
3 理学療法士
4 介護福祉士

解答・解説

1 ×医師は通院が困難な利用者宅に訪問し，療養の管理・指導・助言を行う。「居宅療養管理指導」という。訪問看護には医師として指示書を出す。
2 ×薬剤師は，介護保険として薬剤管理の指導を「居宅管理指導」として行う。
3 ○理学療法士は訪問看護ステーションに在籍し必要に応じて訪問リハビリを行う。
4 ×介護福祉士は訪問介護事業所に在籍し，訪問介護を行う。

☑ 健康保険法による訪問看護サービスで正しいのはどれか。103-P72

1 サービス対象は 65 歳以上である。
2 介護支援専門員がケアプランを作成する。
3 末期の悪性腫瘍の療養者への訪問回数に制限はない。
4 特定疾患医療受給者証を持っている者は自己負担額 1 割である。

解答・解説

1 ×サービス対象者は，介護保険制度の適用外で，疾病や負傷などにより在宅療養を受ける状態にある人と，介護保険の対象者であっても医療保険給付となる疾病や状態（厚生労働大臣が定める疾病等の人や急性増悪等で頻回な訪問看護が必要な人）の場合である。
2 ×介護保険で訪問看護を利用する場合は，介護支援専門員が作成するケアプランに沿って訪問看護が提供される。
3 ○医療保険の訪問看護の回数は，原則週 3 回を上限としているが，末期の悪性腫瘍など厚生労働大臣が定める疾病等の場合は，回数の制限はない。
4 ×特定疾患医療受給者証を交付されている者（難病の 306 疾患）は，原則的に収入などに応じた自己負担上限額（月額）を負担する。

☑ 介護保険制度による訪問看護で正しいのはどれか。**2つ選べ**。101-A87

1 理学療法士による訪問は含まれない。
2 主治医の訪問看護指示書が必要である。
3 訪問滞在時間によって介護報酬は異なる。
4 利用頻度は介護支援専門員の指示による。
5 利用できる訪問看護事業所は 1 か所に限る。

解答・解説

1 ×訪問看護の活動を行う者は，保健師，看護師，助産師，准看護師だけでなく，理学療法士，作業療法士，言語聴覚士も含まれる。

2 ○訪問看護は，療養者の要介護度に応じて主治医が指示をする「訪問看護指示書」の交付を受けて初めて実施される。

3 ○訪問滞在時間により費用は異なる。内訳は，20 分未満，30 分未満，30 分以上 60 分未満，60 分以上 90 分未満に区分される。介護保険法に基づき行われた訪問看護の費用のうち，9 割は介護報酬として訪問看護事業所等に支払われる。

4 ×利用の頻度は，療養者の状態に合わせてどの程度の訪問が必要か看護師と主治医が連携をとり，療養者・家族と相談しながら決定する。療養者の要支援，要介護度に応じた支給限度額内であれば何度でも利用できる。

5 ×訪問看護事業所（訪問看護ステーション）は複数利用できる。主治医の訪問看護指示書はそれぞれに交付される必要がある。

☑ 入所者または居住者が公的保険による訪問看護サービスを受けることができるのはどれか。**2つ選べ**。102-A89

1 乳児院
2 介護老人保健施設
3 高齢者専用賃貸住宅
4 介護療養型医療施設
5 認知症対応型共同生活介護（グループホーム）

解答・解説

1 ×乳児院は，児童福祉法による児童福祉施設であり，18 歳未満の児童が対象となる。

2 ×介護老人保健施設は，介護保険法に基づく施設サービスである。施設利用対象者は原則要介護 1 から要介護 5 の認定を受けた 65 歳以上の人である。

3 ○高齢者が任意の付加サービスを受けながら安心して生活できるようにするための居住地なので，訪問看護が利用できる。

4 ×いわゆる「療養病床」と呼ばれるもので，急性期を過ぎた慢性期にある対象者が療養する施設であり，医療や看護に重点が置かれる介護保険法の施設サービスの一つである。

5 ○2006（平成 18）年の介護保険制度改正の際に創設された地域密着型サービスの一つで，食事や排泄などの生活援助や機能訓練など介護職員の支援を受けながらグループで生活する場所であるため，訪問看護が利用できる。

☑ 介護認定者が訪問看護を受ける際，医療保険から給付される疾病または状態はどれか。102-A59

1 関節リウマチ
2 在宅酸素療法を受けている状態
3 人工呼吸器を使用している状態
4 全身性エリテマトーデス〈SLE〉

解答・解説

1 ×
2 ×
3 ○
4 ×

訪問看護を利用する場合，利用者の状況によって介護保険と医療保険が使い分けられる。医療保険と介護保険では，介護保険が他法に優先するため，介護保険で訪問看護を利用できる者は医療保険では利用できない。ただし，介護保険の要介護者・要支援者であっても急性増悪・終末期または退院直後の事由による特別訪問看護指示書による訪問看護の期間，厚生労働大臣が定める疾病等のがん末期・神経難病などに対する訪問看護は医療保険で対応する。したがって「人工呼吸器を使用している状態」以外は該当しない。

第5章

3 訪問看護サービスの仕組みと提供

学習の要点

訪問看護ステーションは，どのような仕組みの事業所で，実際の運営はどのようになっているのか。訪問看護サービスの実際の流れについても理解しましょう。

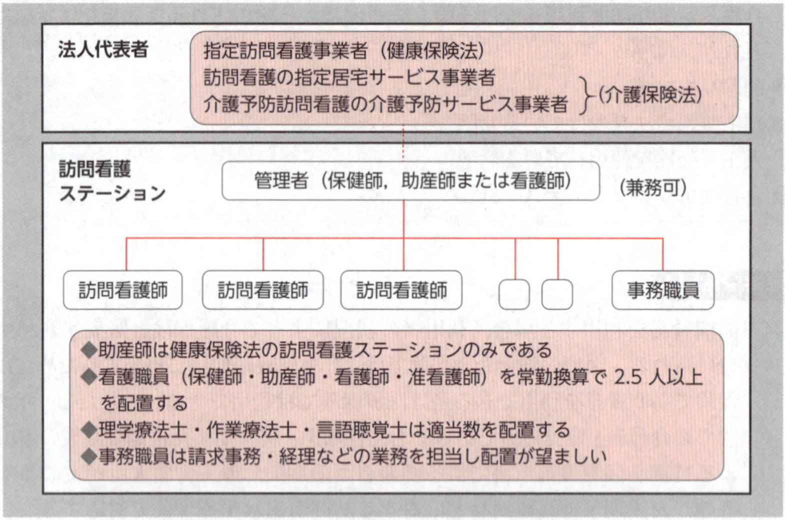

図 5-1　訪問看護ステーションの組織図

佐藤美穂子：『《系統看護学講座 統合分野》在宅看護論（第 4 版第 4 刷）』，医学書院，2016，p.54 より一部改変

訪問看護ステーションの開設基準

◆【設置主体】

- 地方公共団体，医療法人，社会福祉法人，医療機関の開設者，地域の医師会，看護協会，NPO 法人や株式会社などの営利法人である。
- 医療法人設立の訪問看護ステーションの割合が全体の半数弱であるが，最近の動向として営利法人の開設も増えている。
- 都道府県の認可を受けて開設することができる。

◆【設置形態】：医療機関併設型，介護老人福祉施設併設型，独立型など

◆【従事者】：保健師，看護師，助産師，准看護師，理学療法士，作業療法士，言語聴覚士

◆【管理者】：原則として**保健師**または**看護師**。その員数は保健師，看護師，准看護師は**常勤換算で 2.5 人以上，うち 1 名は常勤**でなければならない。

◆【設　備】：専用の事務室，訪問看護サービスの提供に必要な設備・備品を備えなければならない。

◆【その他】

・理学療法士，作業療法士，言語聴覚士は，そのステーションの**実情に応じた適当数**を配置する。

・ステーションに配置された**理学療法士**などは，介護保険の「訪問リハビリテーション」のサービスではなく，**訪問看護の範疇でリハビリテーション**を行う。

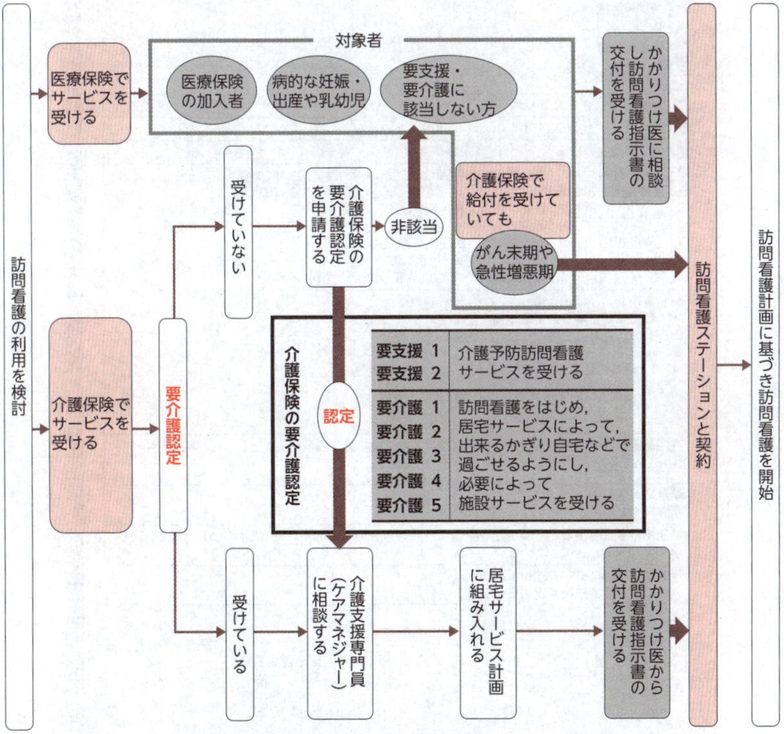

図 5-2　訪問看護サービスを受けるまでの流れ

訪問看護サービス開始までの流れ

◆【訪問看護サービスの提供手順】：図 5-2 参照

①主治医による診療（訪問看護の要否の判断）

②対象者・家族またはケアマネジャーから訪問看護ステーションへの申請

③主治医から訪問看護ステーションへ**訪問看護指示書**を交付

④訪問看護の開始

訪問看護指示書

訪 問 看 護 指 示 書
在宅患者訪問点滴注射指示書

※該当する指示書を○で囲むこと

訪問看護指示期間　（平成　年　月　日 ～　年　月　日）
点滴注射指示期間　（平成　年　月　日 ～　年　月　日）

患者氏名		生年月日　明・大・昭・平　年　月　日（　歳）
患者住所		電話（　）　―
主たる傷病名		
現在の状況（該当項目に○等） 病状・治療状態		
投与中の薬剤の用量・用法	1.　3.　5.	2.　4.　6.
日常生活自立度	寝たきり度	J　A　B　C
	認知症の状況	I　II　III　IV　M
要介護認定の状況	要支援	要介護（ 1　2　3　4　5 ）
装着・使用医療機器など	1. 自動腹膜灌流装置　2. 透析液供給装置　3. 酸素療法（　/mir） 4. 吸引器　5. 中心静脈栄養　6. 輸液ポンプ 7. 経管栄養（経鼻・胃瘻：チューブサイズ　，　日に1回交換） 8. 留置カテーテル（サイズ　，　日に1回交換） 9. 人工呼吸器（陽圧式・陰圧式：設定　） 10. 気管カニューレ（サイズ　）　11. ドレーン（部位：　） 12. 人工肛門　13. 人工膀胱　14. その他（　）	
留意事項および指示事項 I　療養生活指導上の留意事項 II　1. リハビリテーション 2. 褥瘡の処置など 3. 装着・使用医療機器などの操作援助・管理 4. その他		
在宅患者訪問点滴注射に関する指示（投与薬剤・投与量・投与方法など）		
緊急時の連絡先 不在時の対応法		
特記すべき留意事項（注：薬の相互作用・副作用についての留意点，薬物アレルギーの既往等があれば記載して下さい）		
他の訪問看護ステーションへの指示 （無　有：指定訪問看護ステーション名　）		

上記のとおり，指示いたします。

平成　年　月　日

医療機関名
電　　話
（FAX）
医 師 氏 名　印

指定訪問看護ステーション　殿

訪問看護サービスの展開

◆【看護目標の決定】：病院看護提供時と同じように，**看護過程**に基づいて行われる。情報収集・アセスメントから課題（ニーズ）を明確にし，看護目標を決定し，**訪問看護計画**に基づいて訪問看護を実施する。

◆【看護計画の修正】：訪問看護の開始後は，訪問で得られた情報，家族や他職種などから収集した情報，状態やニーズの変化に合わせて，**看護計画の修正**を行う。

◆【意思決定のあり方】：療養者本人だけを看護したり，本人の疾病の経過を追うだけではなく，治療や看護・介護活動の中にある多くの**意思決定のあり方や状況をつかむ**ことが重要である。

◆【他職種との情報共有】

・利用者の病状や治療が円滑に行われているか，自立支援が図られているか，**ケアマネジャー**に情報提供する。

・主治医には**月 1 回**，**訪問看護指示書**に基づいた**訪問看護計画書**と**訪問看護報告書**を提出する。

◆【訪問看護の評価】

・利用者や家族の意向を聞き，目標は達成されているか，ニーズは充足されているか，状態は改善されているかを**定期的に評価**する。

・**利用者・家族も参加**し，主治医・ケアマネジャーなど他職種と**カンファレンス**を行い，評価の機会を待つ。

訪問看護計画書

訪問看護計画書

患者氏名		生年月日　明・大・昭・平　年　月　日（　歳）
要介護認定の状況	要支援　　要介護	（1　2　3　4　5）
住　所		
看護・リハビリテーションの目標		
年 月 日	問 題 点 ・ 解 決 策	
備　考		

上記の訪問看護計画書に基づき訪問看護を実施いたします。

平成　年　月　日

指定訪問看護ステーション名

管理者氏名　　　　印

殿

訪問看護報告書

訪問看護報告書		
患者氏名		生年月日　明・大・昭・平　年　月　日 （　歳）
要介護認定の状況	要支援　要介護　（1　2　3　4　5）	
住　所		
訪問日	平成　年　月 1 2 3 4 5 6 7 8 9 10 11 12 13 14 15 16 17 18 19 20 21 22 23 24 25 26 27 28 29 30 31	平成　年　月 1 2 3 4 5 6 7 8 9 10 11 12 13 14 15 16 17 18 19 20 21 22 23 24 25 26 27 28 29 30 31
	訪問日を○で囲むこと。特別訪問看護指示書に基づく訪問看護を実施した日は△で囲むこと。緊急時訪問を行った日は×印とすること。 なお，上表は訪問日が２月にわたる場合使用すること。	
病状の経過		
看護・リハビリテーションの内容		
家庭での療養・介護の状況		
特記すべき事項		

上記のとおり，訪問看護の実施について報告いたします。

平成　年　月　日

指定訪問看護ステーション名
管理者氏名　　　　　　印

殿

訪問看護サービスの質保証

◆【事業者間の競争】：介護保険による介護サービスは，利用者が事業所の選択を行い，契約を締結してサービスを利用する。利用者がよりよいサービスを選択できるよう，事業者情報は**介護サービス情報公表制度**に基づき公表され，**事業者間の競争**が促され，サービスの質の向上が図られている。

◆【人材育成】：訪問看護は利用者の居宅に一人で訪問し，個々の看護師の知識や技術が，提供する看護の質に大きく影響する。質向上のための**職員教育・人材育成**や**訪問看護認定看護師**の配置も重要となる。

◆【評価の種類】：訪問看護サービスの質保証には，事業所としての**訪問看護ステーションの質の評価**と職員それぞれの**自己評価**が必要となる。

◆【評価のツール】

・日本訪問看護振興財団作成の『訪問看護サービスの質評価のためのガイドライン』がある。訪問看護ステーションの機能評価と訪問看護サービスの評価があり，管理者やスタッフが自己評価を行いサービスの質の向上に活用される。

・利用者の満足度調査などでサービスの改善に役立てる。

訪問看護サービスの管理・経営

◆適正かつ円滑な運営を図るために，介護保険法・健康保険法などにおいて各種の義務規定や実施規定が設けられており，訪問看護事業所として規定を定めておく必要がある。

◆【運営規定の内容】

・事業の目的および運営の方針などや従業員の職種，員数，職務内容について

・営業日と営業時間，事業の実施地域について

・訪問看護などの内容と利用料，その他の費用額について

・緊急時の対応方法について

・個人情報の取り扱いなど

⇒サービス提供にあたっては，あらかじめ療養者その家族に対し運営規定などの重要事項説明書で説明・同意を得て契約書をかわす。

◆【運営に関わる責務の概要】

・適切な訪問看護の提供と訪問看護の質の評価

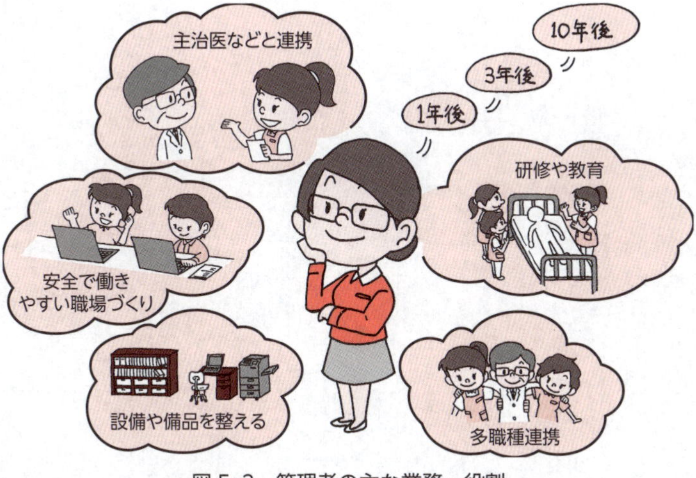

図 5-3　管理者の主な業務・役割

相原鶴代：「訪問看護ステーションの経営と管理」，『看護学テキストシリーズ NiCE 在宅看護論』（石垣和子，上野まり編），南江堂，2012，p.25 より一部改変

第5章　訪問看護の概要

・職員の資質向上のための研修機会の確保
・訪問看護計画書・報告書の作成，管理
・各種報告書作成や申請事項の届出など
・市町村の保健・医療・福祉サービスとの連携
・業務上知り得た秘密の保持など

◆**【管理者の主な業務・役割】**：図 5-3 参照

◆**【健全な経営】**：訪問看護ステーションの収入は，介護保険からの**介護報酬**と医療保険からの**訪問看護療養費**が大部分を占めている。利用者確保のためにも，ステーション機能や看護サービスの質の向上を図り，**適切な管理**のもとに**質の高いサービス**を安定的に提供できるシステムにより，**収入が安定**し，健全な経営になる。

◆**【新しい取り組み】**：2012 年からの新サービス「定期巡回・随時対応型訪問介護看護」「複合型サービス」，2014 年からの「機能強化型訪問看護管理療養費」の算定など，新サービスの導入や地域の他職種事業所と連携し経営の安定化を図るなどの取り組みもある。

看護師国家試験　一般問題

☑ 訪問看護ステーションで正しいのはどれか。103-A25（追加試験）
1 利用者は高齢者に限定される。
2 24時間体制を義務付けられている。
3 常勤換算で2.5名以上の看護職員が必要である。
4 サービスの提供は看護職員でなければならない。
5 勤務する看護職員は臨床経験5年以上と定められている。

解答・解説

1 ×利用者の年齢制限はなく，介護保険・医療保険扱いとなり，主治医の指示が必要である。
2 ×24時間体制をとっている所は多いが，義務ではない。
3 ○訪問看護ステーション設置基準では，従事者は保健師，看護師または准看護師を常勤換算で2.5名以上確保し，そのうち一人は常勤職員とされている。
4 ×サービスの提供は理学療法士・作業療法士・言語聴覚士もできる。
5 ×看護師の臨床経験年数の基準はなく，最近は新卒を採用する所もある。

☑ 訪問看護ステーションの管理者となることができるのはどれか。101-A24
1 医　師
2 看護師
3 薬剤師
4 管理栄養士
5 社会福祉士

解答・解説

1 ×医師は病院の管理者になることはできるが，訪問看護ステーションの管理者にはなれない。
2 ○訪問看護ステーションの管理者になることができるのは，常勤の看護師と保健師である。
3 ×
4 ×
5 ×
（3〜5）薬剤師，管理栄養士，社会福祉士はいずれも管理者になることはできない。

☑ 訪問看護に関する制度について正しいのはどれか。103-A73

1 平成 12 年（2000 年）に老人訪問看護制度が創設された。
2 サービスを開始するときに書面による契約は不要である。
3 訪問看護ステーションの管理者は医師もしくは看護師と定められている。
4 介護保険法に基づく訪問看護ステーションの開設には都道府県の指定が必要である。

解答・解説

1 ×老人訪問看護制度は 1991（平成 3）年に創設され，翌年施行した。
2 ×訪問看護事業所と書面で契約を結び，サービス提供が開始する。
3 ×訪問看護ステーションの管理者は，保健師，看護師に限られている。
4 ○介護保険法に基づく訪問看護ステーションの開設には都道府県の指定が必要である。

☑ 在宅療養者の訪問看護計画で適切なのはどれか。103-A69（追加試験）

1 計画は修正しない。
2 初回訪問の印象を重視する。
3 療養者の合意が必要である。
4 家族が行っている介護の状況は含めない。

解答・解説

1 ×在宅療養者の訪問看護計画も評価を行い，療養者・家族の QOL の高い生活・生き方に向けて修正をしていくことは大切である。
2 ×家族や療養者を看護師の価値観で捉えてはいけない。
3 ○援助は，療養者が自己決定したことへの支援が基本である。
4 ×生活の場であること，24 時間の看護ではなく平常は家族が介護を行っていることから，家族全体のニーズを捉えながら家族介護の支援を行う。

訪問看護サービスの仕組みと提供

看護師国家試験　状況設定問題

75 歳の女性。1 人暮らし。脳梗塞後遺症で左上下肢の不全麻痺が残ったが，機能訓練の結果，利き手である右手で杖をつきながらの歩行が可能となり，自宅での生活ができると判断されたため，退院の検討が始まった。介護認定の調査は受けたが，まだ結果が出ていない。

☐ この時点の退院調整として適切なのはどれか。93-P31
1 介護度が決定するまで入院を継続する。
2 短期入所サービスを勧める。
3 ケアプラン作成を介護支援専門員に依頼する。
4 転院できる介護療養型病床を探す。

☐ 退院後，訪問看護が開始された。
初回訪問時，最も重要視するのはどれか。93-P32
5 日常生活動作〈ADL〉
6 既往歴
7 家族背景
8 治療経過

☐ 今後予測される問題とその対応策との組合せで**誤っている**のはどれか。93-P33
9 転　倒 ―――― 右側に立って歩行介助する。
10 便　秘 ―――― 水分摂取を促す。
11 再梗塞 ―――― 緊急通報サービスを活用する。
12 生活意欲の低下 ―― デイケアへの参加を促す。

解答・解説

1 ×女性の状況から，介護認定はおりると判断できる。介護度が決定しなくても在宅療養に向けての準備はできる。また，在宅での生活が可能と判断されているので，入院の継続は適切でない。

2 ×短期入所サービスは介護者の負担を軽減するサービスである。1 人暮らしであることからすぐの入所を検討する必要はない。

3 ○要介護認定は申請時にさかのぼり効力が生じる。この女性は申請をしているので，この段階でケアプラン作成を依頼し在宅療養のための準備をすることは適切である。

4 ×この女性は在宅での生活が可能と判断されているので適切でない。

5 ○
6 ×
7 ×
8 ×

初回訪問では，自分らしい生活実現を阻害する障害について情報収集する必要がある。したがってADLが最も重要である。

9 ×片麻痺の場合，麻痺側にバランスを崩しやすい。この女性は左麻痺なので，左側から歩行介助することが望ましい。

10 ○便秘は血圧を上昇させるため，定期的に排便できるように援助する。普段から水分摂取を促すことは大切である。

11 ○１人暮らしなので再梗塞，その他緊急時に備えて緊急通報サービスの活用は必要である。

12 ○自己の障害を受け入れ，生活意欲をもたせるためにも，デイケアなどで社会との交流をもつことは大切である。

6 生活を支える在宅看護技術

1 食事・栄養の援助……124
2 排泄の援助……135
3 清潔の援助……145
4 移動の援助……150

食事・栄養の援助

学習の要点

食事は健康維持・回復や生活のリズムの確立，生きる喜びや自立の助けともなります。家庭の食習慣や食文化を大切にしながら，低栄養や脱水状態にならないように必要な栄養量が摂取できることが重要です。療養者は可能な限り自立できるように，また家族は介護が長続きできるように，自立支援に向けた内容は押さえておきましょう。

食事摂取能力のアセスメント

◆**【栄養状態の観察】**：活気の有無，体型，体重，肥満度（身体測定指標など），皮膚のはり・浮腫の有無

◆**【制限食の有無】**：糖尿病，腎不全，肝硬変，心疾患など

◆**【食事摂取状況の確認】**：時間，回数，1回摂取量，内容，間食，食欲，栄養補助食品の使用，内服薬の数

◆**【食事摂取能力の観察】**

・**舌と口唇の動き**，口腔内の状態

・上肢の運動障害，視力や認知障害の有無

・食事をするときの姿勢：安定した坐位保持

◆**【心理的側面】**：生活意欲・抑うつ状態の有無，季節による変動

◆**【食事環境や介護力】**：食事摂取場所，雰囲気，介護者の有無など

摂食・嚥下能力障害時のアセスメント

◆**【摂食・嚥下障害の原因となる基礎疾患の有無】**：口腔・咽頭・食道の炎症や腫瘍，脳血管障害，神経疾患，認知症など

◆**【咀嚼機能の低下の有無】**：残歯の数，噛み合わせ，唾液の分泌，舌や頬の筋力，麻痺の有無，**食塊の形成**

◆**【嚥下機能*の低下の有無】**：食事中のむせ，咳・痰，嚥下困難感の有無

＊必要時，**嚥下内視鏡検査**〈VE〉や**嚥下造影検査**〈VF〉で嚥下機能を診断する。

嚥下障害時の援助

◆疾病・活動量の低下・口腔内トラブル・内服薬・精神的問題などの原因を追究し，改善に向けて援助をする。

◆【硬い食品の調理や食事形態の工夫】

①食塊を形成しやすくするために，水分となめらかさを調整する。

②咀嚼力に合わせて，舌でつぶせる程度の柔らかさにしたり，とろみをつけて嚥下しやすくする。

③誤嚥しやすいものはゼリー状に固めるなど工夫する。

④肉や繊維の多い硬い食品はミキサーなどを使用する。

⑤代用できるもの*は代わりのものにする。

*のどにつまりやすいもの（もち，大豆，芋類など）を避け，代用品を活用する。

調理の工夫

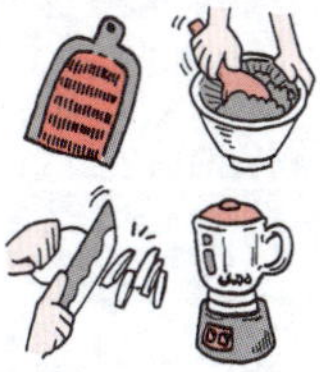
おろす
つぶす
細かく
きざむ
ミキサー
でひく

◆【食事環境の調整】：食事前に排泄をすませ，食事に集中できる環境を整える。

◆【体位の工夫】

・坐　位：やや前かがみで，足裏がしっかり床につくようにする。前かがみにできるように背もたれの工夫やテーブルは高すぎないようにする。

・側臥位：咀嚼力の高い方を下にする。麻痺がある場合は，麻痺側を上にする。

・仰臥位：枕を使用して頸部を前屈させ，30度ベッドアップにする。

【坐位がとれる場合（椅子または車椅子）】

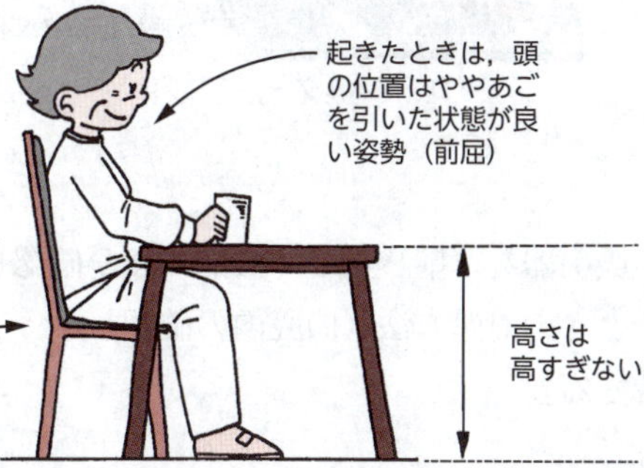
起きたときは，頭
の位置はややあご
を引いた状態が良
い姿勢（前屈）
高さは
高すぎないように
椅子に深く腰かける

【仰臥位の場合】

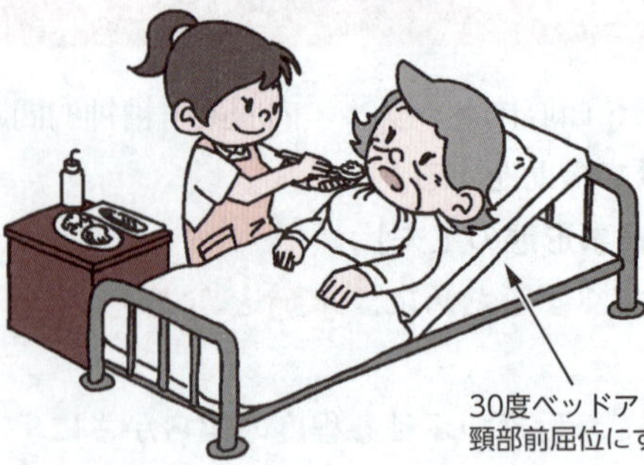

◆【食事の仕方】

①起きていることを確認し，食前に深呼吸・口の運動・口やのどを潤しておく。

②療養者が嚥下に集中できるようにする。

③一口の量は嚥下しやすい量とし，嚥下時は顎を引くように指導する。

④飲み込み後に食残の有無を確認，咽頭残留を防ぐため空嚥下をする。

⑤自助具を利用して，できるだけ自力摂取ができる工夫をする。

食事の自助具

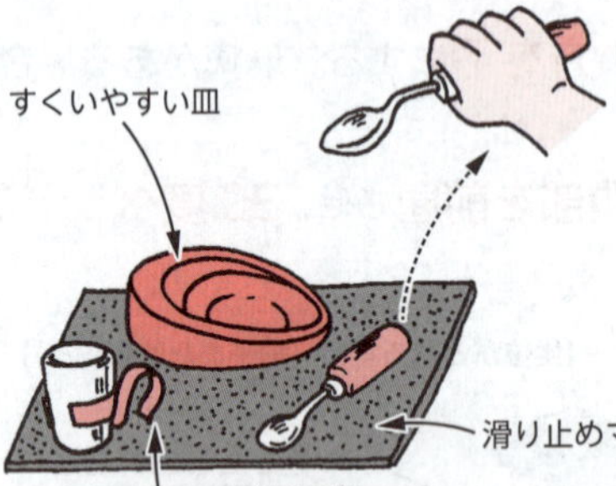

⑥必要時，吸引器を準備し正しく機能するか確認しておく。

⑦誤嚥したときの対処方法（口腔内の確認，ハイムリッヒ法など）を家族に指導する。

ハイムリッヒ法

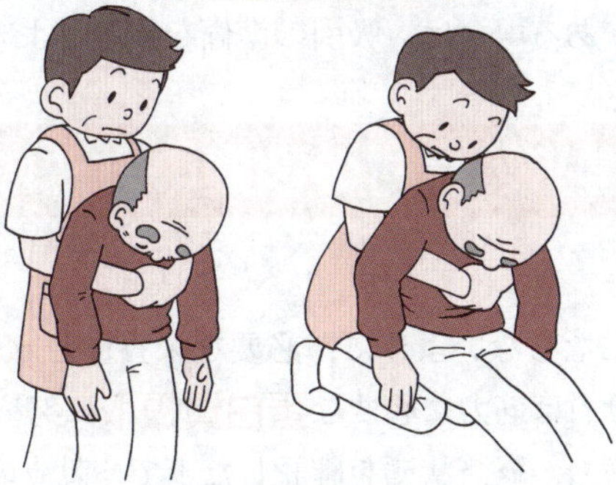

◆【嚥下訓練】：アイスマッサージ，空嚥下，顔面のマッサージ，頸部の自動他動運動など

口腔ケア

◆【アセスメント】：口腔内の状態，開口障害の有無，義歯の有無と適合状態，口腔ケアの習慣

◆【口腔ケアの必要性】

・口腔疾患および誤嚥性肺炎の予防
・味覚の改善につながり，食欲がわく。
・口腔機能の発達やリハビリとなり，生活の意欲向上につながる。

◆【援助の方法】

・習慣づけ：経口摂取をしていなくても，口腔ケアは必要である。児童の場合，慣れから始める。また，実施時は覚醒の有無を確認する。
・体　位：可能な限り体を起して歯磨きをする。起こせない場合は側臥位，または顔を横に向けて行う（麻痺側は上にする）。
・器　具：柔らかい歯ブラシ（手動・電動），スポンジ，歯間ブラシ，ウォーターピックなど，対象に合わせたものを歯科医師や歯科衛生士と相談して工夫する。
・実　施：本人ができる範囲は自分で実施し，最終確認をする。歯磨き不可の場合は，状況に合わせて含嗽またはスポンジブラシを使用する。
・部分義歯の場合，残存歯がう歯になりやすいので注意する。義歯は歯磨き剤を使わないで洗い，1週間に1度は義歯洗浄剤で洗浄する。
・誤嚥の可能性がある場合は，吸引の準備をするとよい。

食事内容の選択，食材の調達の方法に関する援助

◆【食事内容】
・低栄養や脱水にならないように，必要な栄養量と水分補給に努める。特に制限がなければ筋力に必要な蛋白質摂取に努める。
・家族構成や介護力，経済状態を確認した上で，献立の工夫をする。
・各家庭の食生活や嗜好を取り入れ，家族と同じ献立に調理工夫する。
・時間のあるときの作りおきや既製食品の利用をして介護負担を軽減する。
・味覚異常がある場合，塩分砂糖の摂り過ぎに注意する。

◆【食材の調達】
・配食サービス，デイサービス
・ホームヘルパー
・宅配サービス：スーパー，コンビニエンスストアなど
・インターネットの注文サービス
・薬局など：とろみ剤などの介護食品

◆【管理栄養士による訪問栄養指導】：通院困難な方へ栄養・食事管理・指導

栄養を補う食品の種類と選択方法に関する援助

◆【不足しがちな栄養素】：蛋白質，ミネラル（亜鉛，鉄，銅，カルシウム），ビタミン，食物繊維
◆少量で栄養価の高い食品を一部活用することで不足しがちな栄養素とエネルギーの補給ができる。また，現在は食品の種類もバラエティーに富み，宅配もできるため，一品活用するだけでも介護負担の軽減につながる。各家庭の経済も考慮し選択する。
◆必要時，特別用途食品など補助的に活用し，バランスよく栄養が摂れる工夫をする（表6-1）。

表 6-1　栄養を補う食品の種類と内容など

種　類			内容など
特別用途食品	病者用食品 乳児用調製粉乳 嚥下困難者用食品		低蛋白食品 アレルゲン除去食品 総合栄養食品など
	保健機能食品	特定保健用食品	おなかの調子 コレステロール・中性脂肪 血圧
		栄養機能食品	ビタミン A，B 類，C，D，E ほか ミネラル：カルシウム，鉄，亜鉛，マグネシウムなど
栄養補助食品			特別用途食品とは異なり，明確な定義や規格・基準がない。栄養素をバランスよく補給するものと特定の栄養素を摂ることのできるサプリメントがあるが，食品表示をよくみて活用する必要がある

食事・栄養の援助

看護師国家試験　一般問題

☑ 意識レベルが低下した片麻痺の患者の口腔ケアを在宅で実施する家族への説明で正しいのはどれか。101-P51

1「舌苔には触れないでください」
2「口腔ケアは肺炎の予防になります」
3「入れ歯は装着したままでいいですよ」
4「麻痺側を下にした横向きでケアをしましょう」

解答・解説

1 ×舌表面は乳頭突起があるため健康な人でも汚れが蓄積しやすく，それを取り除かないと細菌などが付着して舌苔となる。口腔ケアは必要である。
2 ○口腔ケアは，細菌を含む唾液や食物を減少させ，肺炎予防につながる。
3 ×義歯を装着したままにすると，自然落下して気道を塞いだり，義歯自体が口腔粘膜を刺激して傷つけたり，汚れが溜まりやすい環境をつくるので，外しておく。
4 ×麻痺側を下側にすると，口腔ケアで汚染した水や唾液などが気管に入り込み，肺炎を引き起こす可能性がある。

☑ Aさん（59歳，男性）は，妻と2人で暮らしている。Parkinson〈パーキンソン〉病で，Hoehn-Yahr〈ホーエン・ヤール〉の重症度分類ステージⅢであり，嚥下に困難がある。要介護2の認定を受けている。
食事の見守りを行う妻への訪問看護師による指導で適切なのはどれか。104-A70

1「食事はきざみ食にしましょう」
2「食事は決まった時間にしましょう」
3「食事中はテレビをつけておきましょう」
4「食べ物を飲み込んだことを確認しましょう」

解答・解説

1 ×きざみ食は口の中で広がり食塊ができにくいため，誤嚥のリスクが高い。
2 ×食物の飲み込みに時間がかかったり，一回の食事量が少ない場合には，食事回数を増やすなどの工夫が必要である。
3 ×食事に集中しやすい静かな環境を整える必要がある。
4 ○パーキンソン病では咽頭反射や舌運動に障害がおきるため確認が必要である。

看護師国家試験　状況設定問題

Aさん（48歳，女性）は，重症筋無力症を5年前に発症し，初期から副腎皮質ステロイドの内服治療を受けて自宅で生活している。現在は，眼瞼下垂，複視および上下肢の筋力低下がある。日中は，時間をかければ身の回りのことはできている。月1回の外来受診は強い疲労を伴う。夫とは離婚し，高校生の長女と2人で暮らしている。また，訪問サービスは訪問看護のみを利用している。

☐ Aさんは「最近，口の中が痛いし，食事もおいしくない」と言う。口角に発赤があり，舌，上口蓋および頬粘膜に白色のものが付着して，その一部に出血がみられる。

Aさんの症状の原因として最も可能性が高いのはどれか。102-A106

1 う　蝕
2 歯周病
3 口腔乾燥症
4 鵞口瘡〈口腔カンジダ症〉

☐ Aさんがセルフケア能力を維持して，口腔内の清潔を保つための訪問看護師の対応で適切なのはどれか。**2つ選べ**。102-A107

5 歯磨きの自助具を紹介する。
6 含嗽はしないよう指導する。
7 筋力低下の日内差について尋ねる。
8 長女が口腔ケアを行うよう助言する。
9 歯磨きは食事の前後に行うよう指導する。

☐ Aさんは「娘との生活を続けるために私も頑張らなくてはいけないと思っている」と言う。

訪問看護師のAさんへの対応で適切なのはどれか。102-A108

10「Aさんの頑張り次第です」
11「将来は娘さんに介護してもらいましょう」
12「将来は施設に入所することを考えましょう」
13「ホームヘルパーの支援を受けることも考えましょう」

解答・解説

1 ×口腔内の細菌が糖質から作った酸により起こる歯の欠損であるため，口角の発赤や白苔などの症状はみられない。上手く磨けないことが原因で起こりやすい。

2 ×歯垢（プラーク）による歯周病菌が原因で歯周組織が感染し，歯肉（歯茎）が腫れたり出血したりすることである。歯周病も上手く磨けないことが原因で起こりやすい。

3 ×唾液の分泌低下により口腔内の乾燥症状が発症する。原因には，老化やシェーグレン症候群，唾液腺腫瘍などがある。

4 ○口腔内の常在菌であるカンジダによって起こる口腔感染症である。健康な人の場合は発症することはほぼないが，副腎皮質ステロイド薬の使用により免疫力が低下し，発症している可能性が高い。

---

5 ○筋力低下により，腕の疲労や握力の低下が考えられるため，可能な限り自分自身で容易に行えるよう補助する道具である自助具を紹介することは，適切である。

6 ×含嗽は口腔内の清潔に効果的である。

7 ○筋力低下の重さは，1日の時間帯によって変動があるため，日内差について確認することは必要である。

8 ×セルフケア能力の維持のため，長女が行うのではなくAさん自身で行ってもらうことが必要であるため，不適切である。

9 ×歯磨きの回数を増やすことでAさんの負担が大きくなるため，筋力低下や易疲労を考慮し，歯磨きの方法や工夫の仕方を指導することが大切である。

---

10 ×頑張らなくてはいけないと思っているAさんの思いに対し，追いつめるような発言は不適切である。

11 ×将来的には娘の介護が必要な状況もあり得るが，今のAさんの思いに反する提案は不適切である。

12 ×将来的には入所も選択肢として考えられるが，現時点では今の生活を続けたいと発言しており，入所を希望していないため不適切である。

13 ○療養生活の継続を支援するために，ホームヘルパーの支援は有効である。

Aさん（88歳，男性）は，脳梗塞の後遺症で，要介護5の認定を受けている。Aさんは意思を明確に表出できない。63歳の娘が介護を行っている。娘が食事形態を工夫して摂食の援助を行ってきたが，これまでにAさんは2回の誤嚥性肺炎を起こしている。今回，3回目の誤嚥性肺炎で入院し，低栄養状態を改善するための栄養管理方法の1つとして，医師が娘に胃瘻の造設を提案した。

☐ 胃瘻について説明を受けた娘は，「父は管を入れてまで生きたくないと日頃から言っていたので，胃瘻にはしたくありません」と言った。
看護師の言葉で適切なのはどれか。101-A91

1「娘さんの決定に私も賛成します」
2「お父様に長生きしてほしいと思いませんか」
3「胃瘻から栄養を摂ればまた元気になりますよ」
4「お父様の意向に娘さんも同意されるのですね」

☐ Aさんは胃瘻を造設しないで，自宅で療養することになった。退院後に訪問診療と訪問看護とを受ける手続きをして退院した。退院後3日，訪問看護師はAさんの自宅を訪問した。
Aさんを援助するための情報で最も重要なのはどれか。101-A92

5 身体活動性
6 経口摂取の状況
7 娘の調理の技術
8 排泄介助の方法
9 娘の胃瘻に関する知識

☐ Aさんは，娘が作るお粥や野菜・肉類のペーストをほとんど摂取しなくなってきた。「父は果物が好きだったから，おいしい手作りジュースを飲ませたいのです」と，訪問看護師に相談があった。
娘に対する助言で適切なのはどれか。101-A93

10「ジュースにとろみをつけてみましょう」
11「ジュースなら買ってきた方が簡単ですよ」
12「ジュースばかりでは再入院の可能性が高くなります」
13「お粥や野菜も果物と一緒にジュースに混ぜてはいかがでしょう」

第6章 生活を支える在宅看護技術

解答・解説

1 ×本人の意思を尊重した上で娘の意向を確認する場面であり，看護師の意見を求められていない。

2 ×胃瘻をしなければ長生きできないような印象であり，胃瘻にしたくないという娘に罪悪感を与えてしまう可能性もあり適切でない。

3 ×「胃瘻にはしたくない」という言葉に対して，胃瘻を強要するような言葉かけは，本人や娘の意思を否定することにつながるため，適切でない。

4 ○本人の意思表示があり，意向を大切にしたいと思う娘の思いを確認し，尊重する態度は大切である。

5 ×身体活動状況の観察は必要であるが，最も重要な項目ではない。

6 ○３回目の誤嚥性肺炎の入院であり，胃瘻を造設せず退院をしているため，むせや誤嚥の有無，嚥下状況など，経口摂取の状況は最も重要視すべき項目である。

7 ×食事形態の状況の確認は必要であるが，調理の技術は重要ではない。

8 ×この状況設定では，排泄に関する項目は最も重要とはいえない。

9 ×胃瘻を造設していないため，現時点では重要な項目ではない。

10 ○嚥下障害がある状況では，とろみをつけて形態を変えることで飲み込みやすくなり，食への楽しみや食欲増進にもつながる。

11 ×手作りジュースを飲ませてあげたいという娘の思いを否定することになる。

12 ×娘の思いを否定しており，再入院しなくてよい方法を一緒に考えていく関わりが大切である。

13 ×果物に他の食物を混ぜることで果物の味がそこなわれ，さらに食欲が落ちる可能性があるため，適切とは言えない。

2 排泄の援助

学習の要点

排泄は，生きるうえで大切な生理機能ですが，援助を受ける療養者にとっては心理的苦痛を伴います。また，介護する家族にとっても負担となりやすく，状況によっては在宅療養の維持を左右します。障害や自立度に合った排泄方法の選択について，予防的な視点も含めてまとめておきましょう。

排泄障害のアセスメント

◆本人家族の希望または問題となっていることを明らかにする。

◆【療養者】

・排便・排尿状態やパターン，生活のリズムの変化，ストレスなど

・起居，移動，衣服の着脱の能力

・食事・水分摂取状況，睡眠（昼夜逆転など）による影響

・疾病による影響の有無

①尿と便：脊髄損傷，脳血管障害，認知症など

②尿：前立腺肥大，膀胱炎など

③便：肛門周囲膿瘍，痔核など

・薬剤による影響の有無

①尿：利尿剤，向精神薬，パーキンソン病治療薬，副交感神経遮断剤など

②便：鎮痛剤，鎮咳剤，抗コリン剤，向精神薬，パーキンソン病治療薬など

・認知能力，精神状態との関係

◆【家　族】：介護状況，関係性，介護力，経済状況

◆【住環境】：トイレまでの距離・明るさ，手すり・足元の障害物の有無

◆【サービス利用状況】：デイサービス，ヘルパー

排泄補助用具の種類と選択方法

◆療養者ができるだけ自立できるように，しかし，介護負担や経済的な負担も考慮し家族の意見も取り入れ生活に合わせて選択する。

◆【トイレ歩行が可能な場合】

- 手すりを付ける
- 冬のトイレ内の保温
- 車椅子を使用する場合，スペースの配慮をする

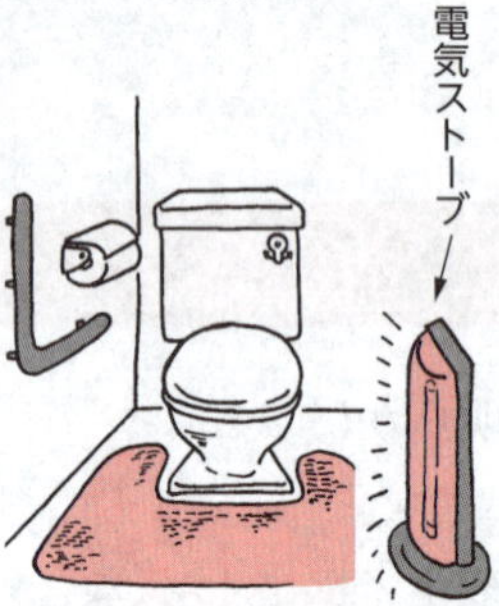

- 便座には，立ち座りの補助用として補高便座や自動昇降便座などがある
- 洋式が使いやすいので，和式であれば洋式にする
- 温水洗浄便座がついていると便利

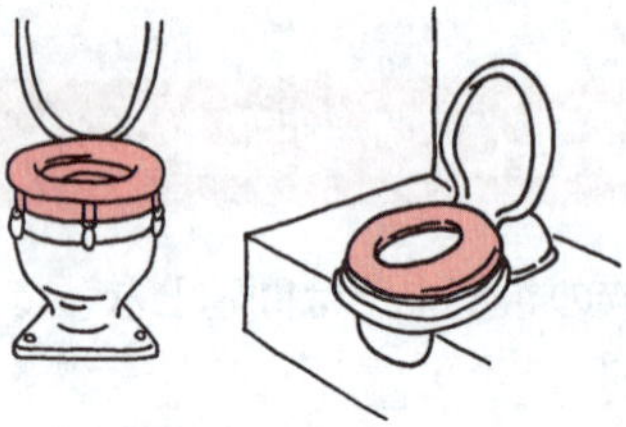

- 居室はトイレに近い所を選び，廊下に手すりなどの工夫をする。また，物を置かない

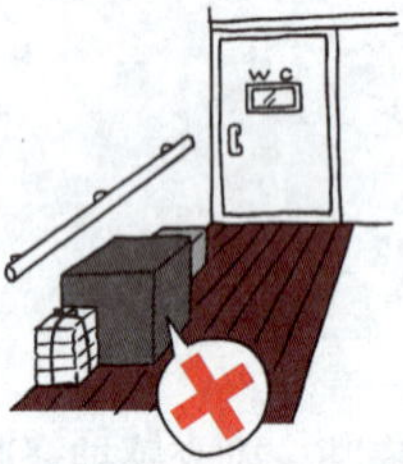

- ドアを引き戸にし，中で鍵がかけられないように工夫する
- 照明は明るく

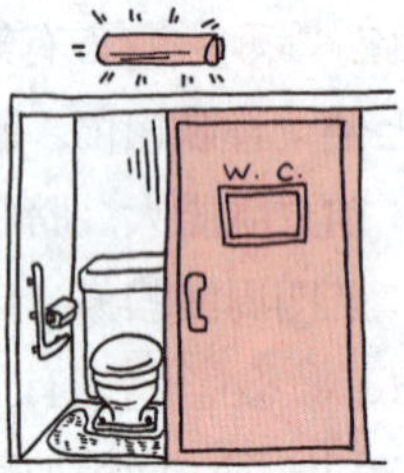

◆【トイレ歩行が困難な場合】

①室内でのポータブルトイレなどの使用

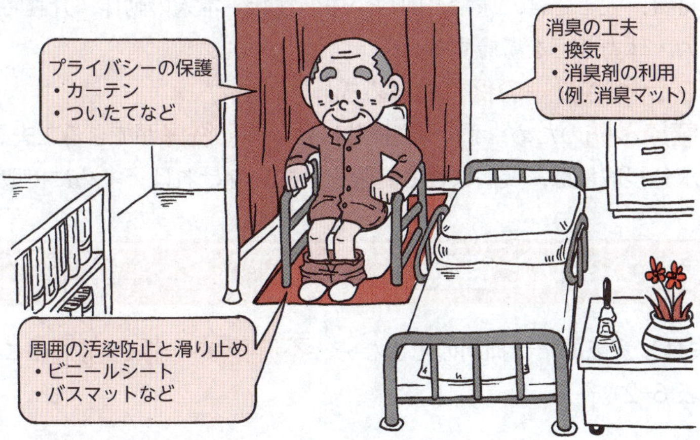

・坐位保持ができる場合に選択する。

・背もたれ，肘かけ，手すりが付いているなど，療養者の安定性や立ち上がりやすさに配慮したものを選ぶ。

②便器・尿器の使用

・坐位保持ができない場合は床上で便器・尿器を使用する。

・防水シーツなどを利用し，寝具の汚染を防ぐ。

・プライバシーの保護に努める。

・便器・尿器は使いやすいものを選び，冷たい場合はカバーを付けるなど工夫する。

・尿器の種類：採尿器（収尿器），しびん

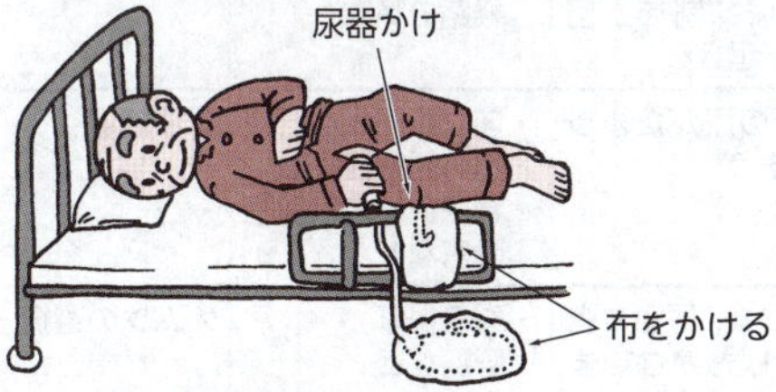

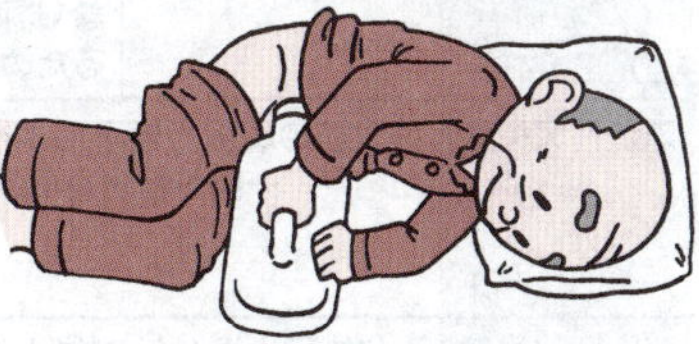

③オムツの使用

・尿意・便意がなく，定期的な誘導を試みても失禁してしまう場合などは，やむを得ずオムツを使用する。

- 排泄が自立していても，心身の**安静保持**および**体力の消耗防止**のために，オムツを使用することもある。
- 材質，大きさは，尿量と回数，尿の性状，本人の動作，介護時間，労力，体力などを考慮する。
- **プライバシーの保護**に努める。
- **感染予防**のため，オムツ交換時には，**陰部洗浄**ができる工夫をする。
- 水分摂取量は，疾病などで制限されていなければ，多めに摂取する。

尿失禁の予防と援助

◆【尿失禁】: 意識的には抑制のできない，**不随意的な尿の排泄**のことをいう（表6-2）。

表6-2　尿失禁の種類

<table>
<tr><th>種　類</th><th colspan="2">症　状</th><th>原因疾患など</th><th>予防と援助</th></tr>
<tr><td>腹圧性尿失禁</td><td colspan="2">咳・くしゃみ，運動など，一過性に腹圧が上昇した際に尿道括約筋の収縮が不十分なため尿漏れが起きる</td><td>・経産婦
・前立腺肥大手術後
・加齢に伴う括約筋機能低下</td><td>骨盤底筋訓練
内服治療
(β_2)</td></tr>
<tr><td>機能性尿失禁</td><td colspan="2">排尿行動が適切にできず尿漏れが起きる</td><td>・ADLの障害
・意識障害
・認知症など</td><td>環境調整
排尿誘導</td></tr>
<tr><td rowspan="2">切迫性尿失禁</td><td rowspan="2">比較的激しい尿意を感じてから，トイレに行くまでに排尿を我慢できずに漏れてしまう</td><td>[運動性]：中枢神経系の障害により排尿抑制が困難となり，排尿筋の収縮が抑制されず尿漏れが起きる</td><td>・脳血管障害など中枢神経系の障害</td><td rowspan="2">排尿誘導
内服治療
(抗コリン剤)</td></tr>
<tr><td>[感覚性]：膀胱や尿道の刺激性病変により，感覚が過敏となり尿意が排尿抑制を上回るため尿漏れが起きる</td><td>・膀胱や尿道の炎症・結石・知覚神経路の障害</td></tr>
<tr><td>溢流性尿失禁</td><td colspan="2">排尿筋の収縮力低下によって多量の尿がたまった結果，一部が膀胱から漏れてしまう</td><td>・前立腺肥大など尿道の閉塞性疾患
・糖尿病性末梢神経障害など</td><td>排尿誘導</td></tr>
<tr><td>反射性尿失禁</td><td colspan="2">上位排尿中枢からの排尿抑制が働かず，尿意や膀胱の充満感などの感覚が消失して尿意がないまま排尿してしまう</td><td>・脊髄損傷
・腫瘍など</td><td>オムツの選択</td></tr>
<tr><td>完全尿失禁</td><td colspan="2">膀胱に充満することなく，常に尿の流出が起きている</td><td>外傷など</td><td>オムツの選択</td></tr>
</table>

◆【尿失禁状態の観察】
- 失禁になった時期，回数・尿量・性状，尿意・残尿感・日内変動の有無
- 尿失禁の原因となる疾患や**増強因子**の有無

◆【環境の調整と排泄用具の選択】：**トイレまでの距離**を配慮したり，排泄用具を活用して生活が破綻しないようにする（p.136, 137 参照）。

◆【排尿誘導】：**排尿記録**に基づき，定期的に排尿を誘導する。誘導前に尿失禁があっても行う。

◆【骨盤底筋訓練】：腹圧性尿失禁の場合に，肛門を閉めつけるようにして骨盤底筋を意識して行う訓練をする。

◆【尿路感染や皮膚障害の予防】：水分摂取を促す。清潔保持に努める。

◆【サービス利用状況】：**巡回型ホームヘルパー**など

便失禁への援助

◆【便失禁】：便の性状にかかわらず直腸内の便が，適切でない状況において不随意的に排出されることをいう。

◆【アセスメント】
- 失禁時の便の性状，失禁頻度，便意の有無，便秘の既往の有無
- **膀胱直腸障害**など原因となる疾患の有無
- 本人が感じる排便の前兆（**腹部重圧感**など）
- **認知症**や**視力低下**の有無，日常生活の制限の有無

◆【排便コントロール】
- 水様便や軟便は**有形便**になるように，食事内容や整腸剤・止痢剤の検討をする。
- 軟便は，**浣腸**により腹圧がかけやすくなり排泄を促せることがある。
- 必要時，浣腸や**坐薬**，**摘便**で定期的に直腸を空虚にして，**失禁の軽減**につなげる。

◆【皮膚の保護】：**アズノール軟膏**や**ワセリン**などを利用する。

◆【肛門括約筋機能訓練】：**骨盤底筋体操**

便秘の予防と援助

◆【アセスメント】

・排便周期，排便方法
・食事内容と量，摂取回数，腹鳴，活動状況
・腹部疾患（消化器，生殖器，泌尿器）など原因疾患の有無
・薬の副作用（麻薬など）の有無

◆【予防と援助】

・朝食後の腸蠕動が起きやすいときなど，決まった時間にトイレ歩行する。
・食物繊維の多い食品や十分な水分を摂る工夫する。
・適度な運動や腹部のマッサージ，腰部・腹部の温罨法（おんあんぽう）
・医師に相談し，緩下剤・浣腸・坐薬の検討
・摘便の検討

ストーマケア

◆ストーマとは手術により体表面に造設した排泄口のことで，人工肛門・人工膀胱がある。

◆【目的・適応・特徴】

・腫瘍や炎症により，消化管や尿路の排泄経路の変更が必要な場合に造設する（消化器がん，尿路系がん，潰瘍性大腸炎，クローン病などの腫瘍や炎症疾患）。
・ストーマの表面は，粘膜のため湿潤して赤色。括約筋や神経がないので意思で止められず，損傷も分からないため観察が重要となる。
・ボディーイメージの変化などに伴い心身ともに負担があり，日常生活にも工夫が必要になる。
・自分のストーマについてよく知り，自分に合った装具を使用するとともに，周辺皮膚の清潔保持に努める。
・身体障害者手帳の申請ができ，装具は実費だが助成制度がある。
・患者会を活用する。

◆【観察ポイント】

・排泄状況：消化器ストーマは造設部位によって便の性状が違う。

・栄養状態，腹部症状，ストーマと周囲の皮膚，装具の装着状況

・本人や介護者のストーマに対する受け入れ・管理状況

◆【日常生活の工夫】

表6-3　日常生活上のストーマケア

	人工肛門	人工膀胱
食　事	・便の性状（下痢・便秘）により食事の工夫をする ・食物繊維の摂り過ぎは便が詰まるので，よく噛むか細かく切る。ガスや便の臭いが発生しやすい食品，整腸作用のある食品など	・水分摂取を十分に行い尿路感染を予防する ・ビタミンCが含まれる飲料水や果物は尿を酸性にして感染予防となる
入　浴	・食後1時間以内は避ける ・装具を外して浴槽に入ることもできる	尿は常に排泄されているので装具をつけて入る
睡　眠	ガス抜きフィルター，水様便時の固める吸収剤など，状況に合わせて使用する	蓄尿袋を接続すると安心する
服　装	ベルトなどでストーマを圧迫しなければ制限はない	
外出・仕事	・体力の回復状況に合わせて検討していく ・装具一式を持参し，事前にオストメイト（ストーマを造設した人）に配慮された公衆トイレを確認する	
運　動	身体接触の多い運動や瞬時に腹筋を使う運動以外は可能である	
性生活	性生活，妊娠出産は可能である	
災害時	装具一式を数日分非常持ち出し袋に入れて備えておく	

◆【合併症】

・栄養・排泄やストーマの状況をモニタリングし，合併症の予防と早期発見に努める。

・皮膚障害：ストーマ周囲の皮膚が，排泄物や皮膚保護剤，粘着剤の刺激などにより起きる可能性がある。トラブル発生時は勝手に軟膏を塗布せずに医療機関に相談する。

・陥凹・陥没，狭窄，脱出，傍ストーマヘルニア，出血などは日頃から観察を心掛け，必要時には医療機関に相談する。

・腸閉塞：腹部膨満があり排ガスや排便がない場合，医療機関に相談する。

看護師国家試験　一般問題

☑ 尿失禁のある患者の看護で**適切でない**のはどれか。83-A38
1 一定時間ごとに自然排尿を試みる。
2 褥瘡の発生とは無関係である。
3 局所の清潔と乾燥とに心掛ける。
4 常時失禁する場合はオムツを使用する。

解答・解説

1 ○定期的に自然排尿を試み，排泄パターンを知ることにより，失禁回数が少なくなることは本人にとっても自信につながる。
2 ×失禁による皮膚の湿潤と汚染は褥瘡の原因になる。
3 ○陰部は便，尿や膣からの分泌物などにより汚染されがちで，尿路感染の原因にもなるので清潔保持が大切。
4 ○尿意がなく常時失禁している場合はオムツを使用し，定期的に交換する。

☑ 排泄の看護で正しいのはどれか。83-A37
1 床上排泄の患者には定期的に訪室し声を掛ける。
2 糞便の混入した尿では尿量測定ができない。
3 臥床患者には差し込み便器よりおむつの方がよい。
4 排便を促すための水分補給は食後がよい。

解答・解説

1 ○排泄は頼みづらく，我慢してしまったり，食事や水分摂取量を制限する人もいるので，介護者から声を掛けるなどの工夫が必要。
2 ×糞便を除き，だいたいの尿量は測定可能。
3 ×尿意・便意のある患者の場合は尿器・便器を使用する。
4 ×起床直後など，空腹時に補給するのがよい。

☐ 排泄の援助について正しいのはどれか。**2つ選べ。** 80-A42

1 排便を促すためには消化のよい動物性食品を摂ると効果的である。
2 毎日の生活の中で都合のよい時間に排便できるよう習慣化し，便意があったらすぐに排便するよう勧める。
3 就床患者は食生活の偏りや運動不足から便秘を起こしやすく浣腸が適用されることがある。
4 浣腸を行うときは右側臥位にし直腸管を肛門より 15 cm 挿入し浣腸液を注入する。

解答・解説

1 ×排便を促すためには，糞便量が増え，糞便中の水分保有効果のある食物繊維性の食品を摂取するとよい。
2 ○からの胃に食物が入ることにより結腸の蠕動運動（胃結腸反射）が起こる。朝食後などに排便習慣をつけるのが効果的。
3 ○浣腸の乱用は避ける必要があるが，温罨法・マッサージ等の処置で効果のないときなどに適用されることがある。
4 ×直腸管は左側臥位にして 6〜10 cm 以内に挿入する。

☐ Aさん（80歳，男性）は，1人暮らしで以前から軽度の物忘れがある。かかりつけ医から「Aさんは便秘がちで改善しない状況が続いている。訪問してケアして欲しい」と訪問看護の依頼があった。訪問看護師が訪問したところ，腹部に便塊を触知し，腸蠕動音は微弱であった。
訪問看護師の対応で優先度が高いのはどれか。101-A47

1 腹部の温罨法を実施する。
2 市販の緩下薬の服用を勧める。
3 排便チェック表の記入を指導する。
4 ホームヘルパーに食事の準備を依頼する。

解答・解説

1 ○訪問をして，限られた時間の中でまず実践する援助としては効果的であり，優先度は高いといえる。さらに腹部マッサージも併用するとよい。
2 ×1人暮らしで軽度の物忘れのある高齢者には，緩下薬の自己管理は難しい。必要時は医師からこの高齢者に合った指示をしてもらう方が適切。
3 ×軽度の物忘れのある高齢者には難しい指示であり，継続は望めず効果的でない。
4 ×今後，ホームヘルパーを導入した場合は，食物繊維の多い食事や十分な水分摂取などの依頼もできるが，この設問からはヘルパーの関与は読み取れず，1に比べ優先度は低い。

☐ Aさん（86歳，男性）は自宅で療養しており，84歳の妻が介護している。Aさんは寝たきりで，尿失禁のためオムツを使用している。Aさんの排尿量が多く，何度も布団を汚して困ると妻から相談があった。
Aさんの妻の介護負担を考慮した訪問看護師の対応で適切なのはどれか。100-P49
1 水分の摂取量を減らすように話す。
2 膀胱留置カテーテルの使用を提案する。
3 ポータブルトイレに定期的に座るよう勧める。
4 オムツに尿取りパッドを追加するように指導する。

解答・解説

1 ×高齢者は脱水を起こす可能性があるため水分制限は適切でない。
2 ×膀胱留置カテーテルを挿入することで，尿路感染症を誘発する可能性があるため適切でない。
3 ×高齢で寝たきりの療養者を高齢の妻が定期的にポータブルトイレに移動させるのは現実的でない。
4 ○現在使用しているオムツに加えて，尿吸収力の高い尿取りパッドを合わせて用いる方法を指導することにより，漏れを減らせるようにする。

3 清潔の援助

学習の要点

清潔は，感染防止や筋萎縮・関節拘縮の予防，生活意欲や生活リズムの調整につながります。清潔の考え方には個人差があり，清潔習慣，住居環境にも左右されます。そのため，本人家族にとって安全に長続きできるような方法の検討が必要です。福祉用具や社会資源なども含めて理解しておきましょう。

清潔のアセスメント

◆頭の先から足の先まで，**皮膚の状態**（皮膚の乾燥・びらん・汚染の有無など）を観察していく。

◆【栄養状態の観察】：p.124「食事摂取能力のアセスメント」参照

◆【ADL の障害の有無】：**四肢の可動域**（麻痺・拘縮含む）の確認，**坐位保持**が可能かどうか

◆【清潔に関する価値観や過去の生活習慣など】：入浴（シャワー）の回数，方法，入浴剤の種類など

◆【疾患からくる影響の有無】：呼吸器疾患や心臓疾患による清潔行動の制限，認知症，精神疾患，脳血管障害など

◆【浴室の環境や設備】

・脱衣所の有無，浴槽の高さや広さ，必要物品の有無など

・使用する浴室など**本人家族の了解**を得る。

◆【家族の介護力や理解能力】：p.52 表 4-2 参照

◆【サービス利用状況】：**訪問介護**（ホームヘルパー），**訪問入浴介護**（訪問入浴サービス），**通所介護**（デイサービス）など

在宅で実施する清潔方法の種類と方法

◆【入　浴】

・体力消耗しやすいことや**転倒防止**について考慮する。

・手すりの設置，シャワーチェア，バスボード，バスマットなどの介護用品を利用し安全に入る工夫をする。
・浴室の保温や脱衣所に椅子を置くなど，休みながらできるようにする。
・入浴後の全身状態の観察と水分補給に努め，30〜60 分は休息する。

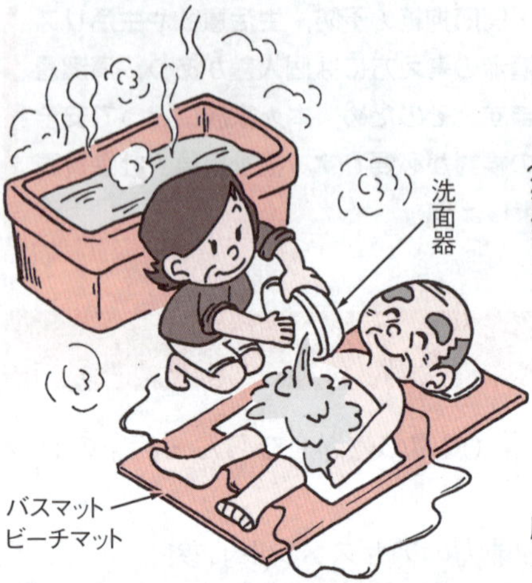

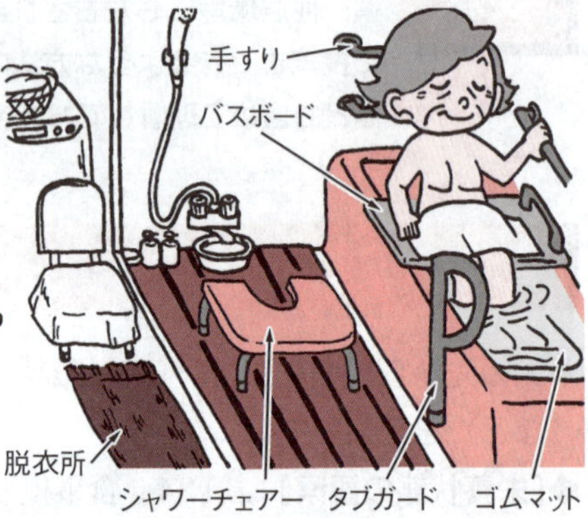

◆【清　拭】

・入浴が不可または回数に制限のある人は全身清拭・部分清拭を行う。特に汚れやすい陰部，汗をかきやすい腋窩・頸部は清潔保持に努める。
・清拭方法は，各家庭の状況に合わせて蒸しタオルまたはお湯，清拭剤の使用などを選択する。
・不必要な露出を避け，室内の保温に努める。
・寝具，床などが濡れないようにする。

◆【陰部洗浄】

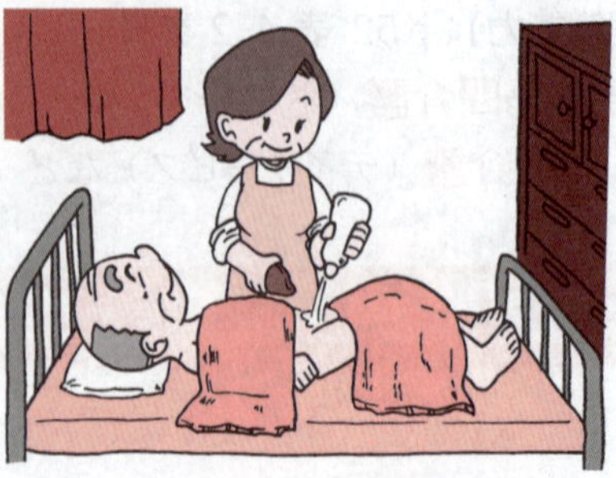

・入浴不可またはオムツを使用していると陰部が不潔になりやすく，尿路感染，皮膚トラブル，悪臭の原因となる。
・プライバシーの保護に努めながら，1日1回は洗浄する。
・便器やオムツを敷き，ペットボトル・シャワーボトルなどを利用して微温湯をかけながら洗浄する。

◆【洗　髪】：寝たままで実施する場合，簡易洗髪器や手作り洗髪パッドを使って洗髪する方法と，ドライシャンプーやアルコール（50%）シャンプーを使用する方法がある。

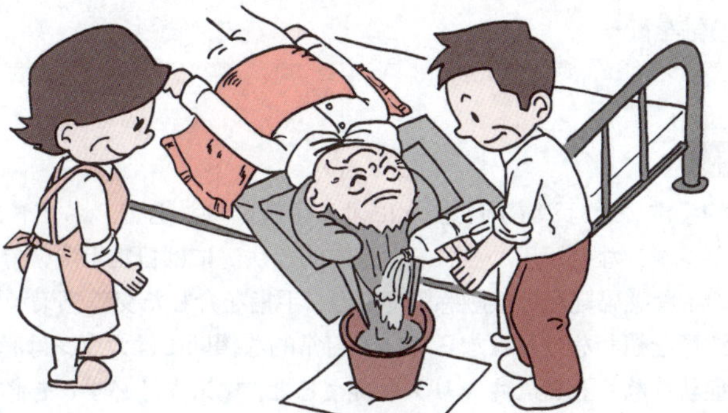

◆【手浴・足浴】
・手足は不潔になりやすく，臭気を伴うので定期的に行う。
・足浴は血行が良くなり快適な気分が得られ，快眠効果もある。
・洗面器やバケツ，蒸しタオルを使用する方法がある。

◆【耳・目の清拭】
・耳は清拭がおろそかになりやすく難聴の原因になる。
・高齢者の場合，涙腺が詰まり目ヤニがでやすいため，定期的に清潔ケアを行う。

看護師国家試験　一般問題

☐ 退院直前の咽頭培養で，患者から MRSA が検出された。発熱や咳，痰などの呼吸器症状は観察されていない。
退院後，訪問看護師の感染予防行動として適切なのはどれか。93-A65
1 衛生学的手洗いを行う。
2 長袖のガウンを着用する。
3 サージカルマスクを着用する。
4 部屋の換気を行う。

解答・解説

1 ○衛生学的手洗いとは消毒剤と流水による手洗いのことで，ポビドンヨードやクロルヘキシジンなどが用いられる。基本的なケアには日常手洗いで十分である。
2 ×MRSA の主な感染経路は接触感染であり，手指を介した交差感染が生じないように最も注意を払わなければならない。日常的な援助にはガウンは必要ない。
3 ×呼吸器症状もなく MRSA キャリアと捉えると，マスクは必ずしも必要ではない。
4 ×現在，この事例では飛沫感染は考えられず，換気は予防行動には結びつかない。

☐ 訪問入浴サービスの提供が**適切でない**のはどれか。92-A69
1 在宅中心静脈栄養法を受けている。
2 38℃の発熱がある。
3 仙骨部に褥瘡がある。
4 MRSA を保菌している。

解答・解説

1 ○刺入部をフィルム剤などで覆い，入浴は可能である。
2 ×感染のひとつの兆候であるので，現在の兆候を悪化させたり，新たな感染症を起こさないためにも，入浴せず，発熱の原因をはっきりさせ対応することが必要。
3 ○医師の指示があれば入浴は可能であり，皮膚の清潔や血液循環を促すために積極的に行う。
4 ○消毒方法，巡回を最後にするなど適切な対応をすれば入浴サービスは導入可能。他者への感染予防が大切になる。

☐ 陰部洗浄について**適切でない**のはどれか。81-A65

1 長期臥床患者や失禁患者に行う。

2 女性では尿道口から肛門部へと洗浄する。

3 42～43℃の温湯で行う。

4 下腹部を覆い不必要な露出を避ける。

解答・解説

1 ○陰部は便，尿などの排泄物や腟からの分泌物で汚れやすいので，清潔は大切であるが，長期臥床・失禁の患者はさらに清潔保持が難しいので，清拭より効果のある洗浄を行うとよい。

2 ○女性は尿道が約 4 cm と短く，不潔になると尿路感染を起こしやすい。また，逆の方向に洗浄すると肛門周囲の大腸菌を尿道口に流すことになり感染の危険がある。

3 ×微温湯を利用し皮膚・粘膜を傷つけないようにする。

4 ○陰部洗浄は療養者，介護者ともに羞恥心を伴うので，必要性を十分に理解してもらうとともに，プライバシーの保護が大切。

第6章

4 移動の援助

学習の要点

療養者の自立度が本人と介護者の生活に大きく影響します。住み慣れた自宅や周辺の環境，移動習慣もあるため，個々の状況に合わせて療養者・介護者両方の安全安楽を考慮しながら自立支援をしていきます。日頃から残存機能を活かすとともに，関節可動域や筋力保持運動を取り入れて，閉じこもりの予防や生きがいづくりなど QOL の向上に努めます。

日常生活動作〈ADL〉・手段的日常生活動作〈IADL〉のアセスメント

◆できる動作と実際に行っている動作が違う可能性も考慮してアセスメントをする。

◆【身体的状況】

・疾患や治療による影響
・**疼痛**，**貧血**，**めまい**などの身体症状による影響
・栄養状態，脱水の有無
・麻痺の有無と程度，関節の動き，筋力（筋力低下・筋萎縮など）の状態
・寝返り，腰の挙上，起き上がり，立ち上がり，坐位・立位保持，車椅子などへの移乗
・**移動方法**：四つん這い，つかまり歩行，杖歩行，歩行器，車椅子など
・**歩行動作**の把握：足取り，動揺，偏りなど

◆【日常生活動作〈ADL〉】

・普段のおもな姿勢：坐位，臥位など
・実用的に何がどこまでできるのか，また行っているか
・一日の過ごし方，一週間のスケジュール

◆【家事動作】：**家族の中の役割**（買い物，食事の用意，掃除，入浴準備，洗濯など）と安全性を考える。

◆【社会生活のための知的な精神活動】：認知症や精神疾患による**生活意欲**

の低下，難聴や視力低下による影響。生活意欲や金銭管理・電話の使用など

◆【介護状況】：家族関係，介護力

◆【補助具の活用やサービス利用状況】：p.152～154 参照

移動時の安全確保

◆高齢者の転倒・転落は居住場所が多いことをふまえて，転倒経験・行動範囲など療養者の行動に合わせて対策を考える。

◆すその長い衣服は避け，動きやすいものを着る。靴下や靴は滑りにくいものを選ぶ。

◆日常生活の中で関節可動域や筋力保持の運動を取り入れていく。

◆手すりの設置など，動きやすい環境を整える。

◆【介護者への支援】

・腰痛や腱鞘炎（けんしょうえん）などになりやすいので，介護方法について学習支援する。

・一人の介護者に負担がかからないようにする。

・介護者の思いを聞き，長続きができるよう支援していく（傾聴・励ましなど）。

居住環境のアセスメント

◆療養生活を安全に長続きさせるために居住環境を整える。必要時，理学療法士などに相談し住宅の改修を検討する。家族の体調や介護力，経済的状況，社会資源の利用状況などを把握し総合的にアセスメントをする。

表 6-4　居住環境のアセスメントの視点

居住環境	アセスメントの視点
居住形態	・一戸建て，マンション，エレベーターの有無，居室の階数，手すりの取り付けの有無
冷暖房の利用状況	・療養者にとっての快適な温度湿度 ・冷暖房の利用状況を確認し，エアコンや扇風機は直接身体にあてない，湯たんぽは低温火傷に注意する
玄関，廊下	・段差の状況により，手すりやスロープ・屋外用リフトの利用
居　室	・居室の位置，ベッドや家具の配置 ・ベッド：高さは療養者の状況によって調節できるものか，ベッド柵の有無 ・床の素材，カーペットの使用・段差の有無，電源コードなどの配置
廊　下	広さ（車椅子使用の場合など移動が可能か）や手すりの有無や障害物の有無
トイレ	p.136, 137 参照
浴　室	p.146 参照
ダイニング（食事）	・テーブルと椅子の高さ：療養者がやや前かがみになって食事ができるように，椅子の高さを調節する
居住地域の周辺環境	・商店，車の交通量，坂道の有無など，安全性の確認をする

移動補助用具の種類と選択方法

◆使いやすさと安全性を大切にし，複雑でなく簡単なもので応用が利くものを選ぶ。

◆居住環境や経済性を考慮し，利用者だけでなく介護者が使いやすいものを選び，効果的に使われるように環境を整えていく。

◆自力で寝返りができない場合でも，スライディングシート（ビニール袋で代用可能）やリフトを活用してベッドから車椅子へ移動する。

表 6-5　起居動作の補助具

種　類	選択の視点
ベッド	・高さの調節やギャッジアップができるものを選ぶ ・下肢の筋力が弱い場合など，膝よりお尻の位置を高く調整する
手すり	ベッドサイドレールや移乗用手すり
マットレス	起き上がりには硬めのマットレスのほうが安定感はある
腰ベルト	立ち上がりの介助時に使用すると，立ち上がり動作が安定する

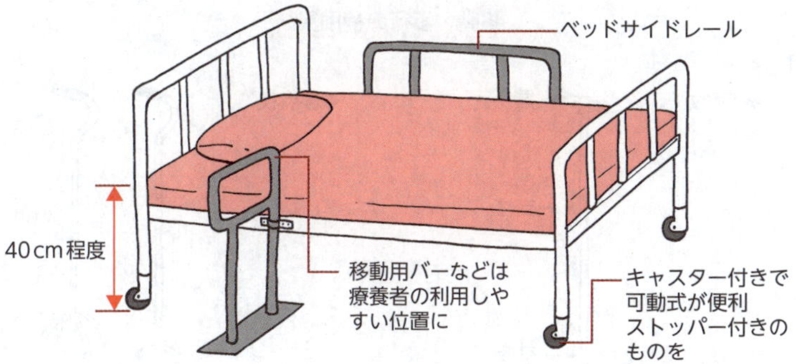

表6-6　移動・歩行の補助具

種　類		選択の視点
杖	T字杖	歩行のバランスがよく，補助的に使う人に適している
	多点杖	安定性があり，杖を頼りに体重をかけてくる人に適している
	ロフストランドクラッチ	握力は弱いが腕の力で支えられる人に適している
歩行器	固定型歩行器	両腕で体を支えられる人が，左右のフレームを持ち上げながら移動する
歩行車		両上肢で保持しながら歩行をするため，バランスの悪い人が歩行練習するのに良い
シルバーカー		足の力が弱くなり長距離を歩けない人や荷物をもてない人に良い
靴		麻痺や変形，浮腫などの状況に合わせて，履きやすく歩きやすいものを選ぶ
車椅子		・療養者の体格や障害の状況，介護者の状況，環境を考慮する ・車椅子は殿部に負担のないように工夫する
手すり（住宅改修）		・どのような動作を補うのかを考慮して場所と手すりの種類を決定する ・水平の横型では，杖の高さに準じて設置する ・手すりは壁面から出っ張るので，他の家族の生活も考慮して設置する
移動用リフト	床走行式	移動用リフト自体が移動できる
	天井走行式据置式	一定の場所に設置して，身体をつり上げ利用する
階段昇降機		階段に設置し階段の上り下りを助ける
段差解消	スロープ	わずかな段差を解消するのに良い
	電動駆動式段差解消機	段差が高い場合に有効で，幅を取らずに座ったまま移動ができる

移動・歩行の補助具

【杖】

◆T字杖：

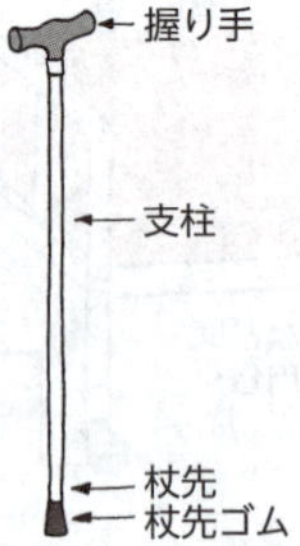

◆多点杖：

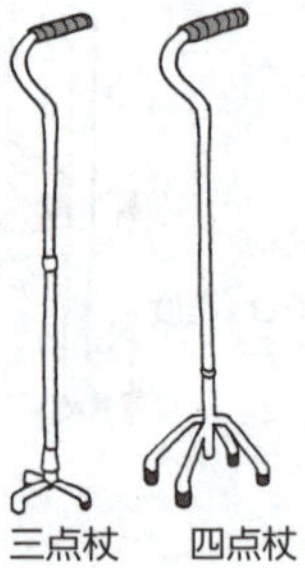

【歩行器】

◆固定型歩行器：

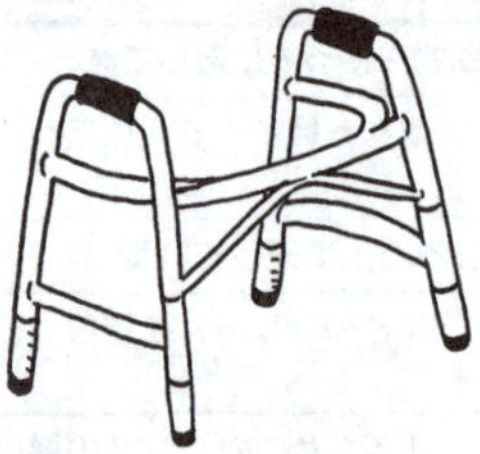

◆歩行車：

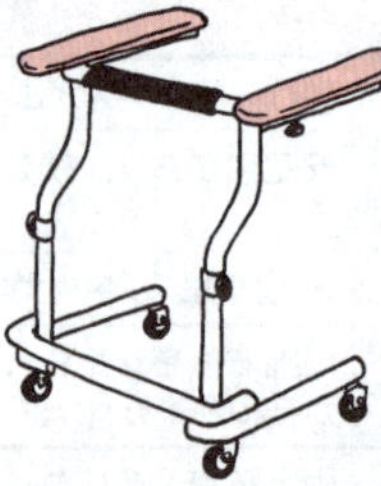

◆シルバーカー：

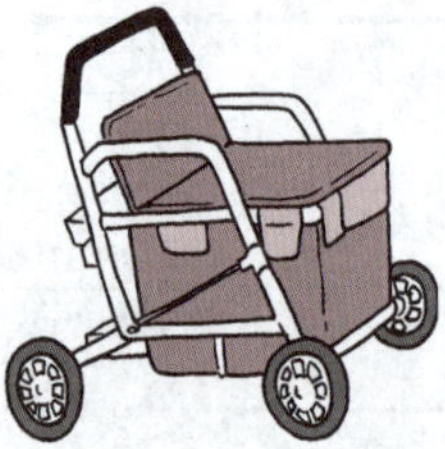

【手すり（住宅改修）】

◆水平型：

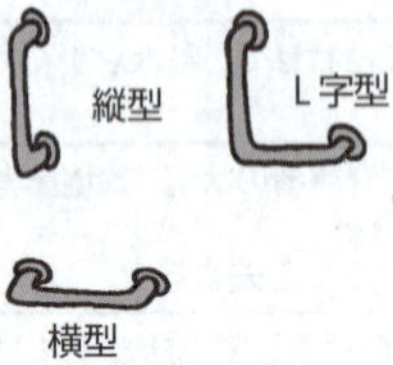

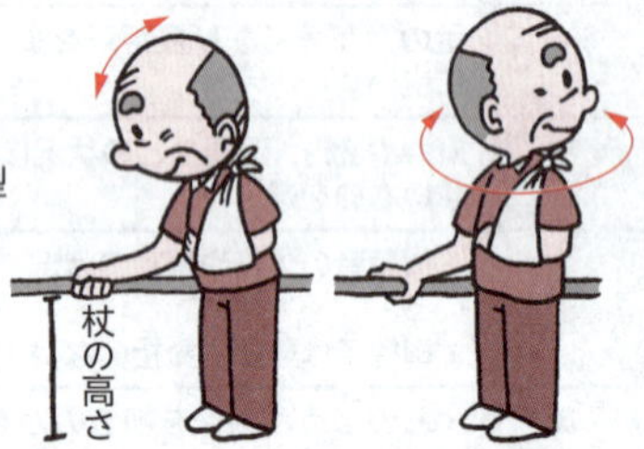

◆U字型：

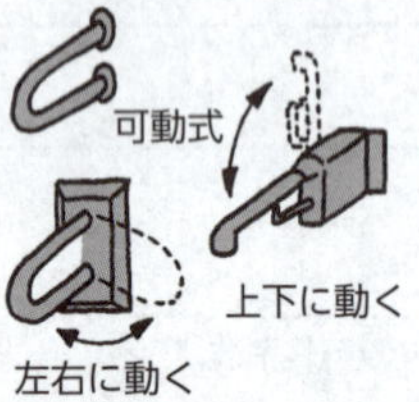

【移動用リフト】

◆床走行式：

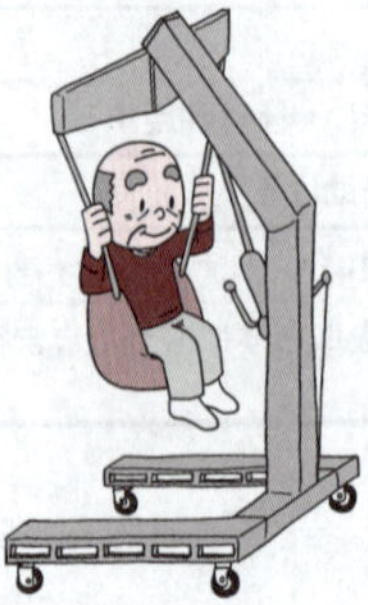

◆据置式：

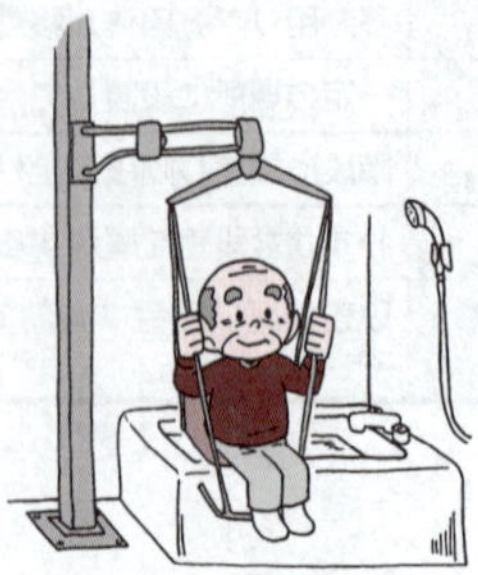

【階段昇降機】

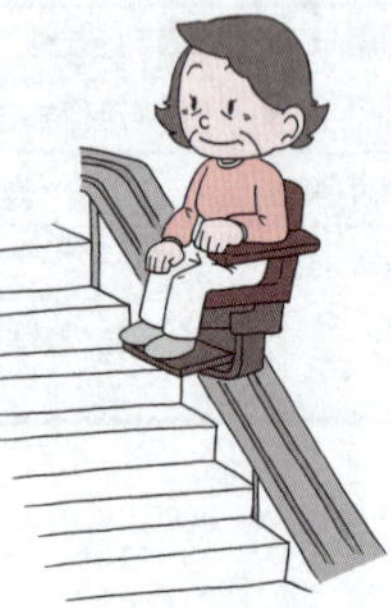

自立歩行に必要な筋力評価と強化方法

◆【徒手筋力テスト〈MMT〉による筋力評価】

・測定者が手で加える抵抗や重力に対し，逆らって関節を動かす**筋力**をみている。

・筋の収縮がみられない場合を0，大きな抵抗に対し最後まで保持できる場合を5として**6段階**で評価する。

・医師や**訪問理学療法士**に相談し実施していく。

◆【筋力強化】

・ある程度の負荷をかけて運動を行う筋肉運動が重要で，**廃用性筋萎縮**も改善する。

・日常生活は，筋の**持久力**を増強する運動が必要なため，負荷は少なく回数を多くする。

・筋力強化運動は**呼吸・循環**に影響があるため，疾患によっては医師に確認する。

・本人家族の希望を把握し，**目的のある移動**ができるように工夫する。

表6-7　筋力強化運動

運動場所と部位		運動方法
ベット上の運動	頸　部	下を向き頭を持ち上げて2～3秒保持する
	上　肢	両手を組んで上肢を頭上，天井や左右に動かす
	下　肢	・片足ずつ20～30度上げて，2～3秒保持する ・両膝を立て，膝の開閉と左右へ倒す運動 ・膝を立てて腰を上げる（ブリッジ）
	寝返り運動	対象によって方法は検討する
	起き上がり	
坐位の運動	肩甲骨	肩の上げ下げ，胸を張ったりすぼめたりする
	上　肢	両手を組み，肘を伸ばして頭上に持ち上げる
	下　肢	・座った状態で膝の屈伸と足踏みをする ・下腿に抵抗をつけると良い
	足　指	裸足で床に置いたタオルを巻き取る
	立ち上がり	少し前かがみになりながら立ち上がる

看護師国家試験　一般問題

☑ 左片麻痺で，杖歩行している在宅高齢者。
転倒予防のための家族への指導で適切なのはどれか。96-A68

1 廊下に物を置かない。
2 玄関にマットを敷く。
3 室内ではスリッパを履く。
4 室内では 4 点杖は使わない。

解答・解説

1 ○廊下は生活動線の最たるものである。障害物を遠ざけ，転倒予防につなげる。
2 ×マット自体が滑る可能性が高く危険である。たとえ滑り止め加工が施されていても，マットの厚みが段差となり転倒しやすい環境を作ることになる。
3 ×室内で履くとすれば，履きやすく，脱げにくい形で，軽く滑りにくい材質のものが良い。スリッパは履きやすいが，脱げやすく転倒のリスクを高める。
4 ×歩き方が不安定でバランスが不十分な対象者には，室内であっても支持面の広い 4 点杖を使用することはある。

☑ 66 歳の女性の A さんは，2 階建ての家屋で現在 1 人で暮らしている。変形性股関節症で人工股関節全置換術を受けて退院した。
A さんの移動時の安全を確保するための訪問看護師の対応で適切なのはどれか。100-A48

1 毛足の長い絨毯を敷くよう勧める。
2 履き物はサンダルを使用するよう勧める。
3 2 階で洗濯物を干すことを続けるよう勧める。
4 いつも買い物をする店までの移動手段を確認する。

解答・解説

1 ×絨毯の長い毛足に足がとられて転倒する危険があるので適切でない。
2 ×サンダルは容易に足から抜けて身体のバランスを崩し，転倒する危険がある。
3 ×人工股関節置換後は，一段一段注意深い移動動作が必要となるため，洗濯物を持参して 2 階に上がることを勧めるのは適切でない。
4 ○人工股関節置換術を受けた後，脱臼の予防が重要である。対象は一人暮らしで身の回りのことを自身で行うため，毎日の生活の行動範囲を把握し，負荷のかかりにくい安全なルートを選択して移動できるように助言する。

7 在宅療養者の状態・状況に合わせた看護

1 日常生活活動の低下予防及び疾病の再発予防が必要な療養者……158
2 回復期（リハビリテーション期）にある療養者……166
3 慢性期にある療養者（難病・認知症）……174
4 終末期にある療養者……183

第7章 1

日常生活活動の低下予防及び疾病の再発予防が必要な療養者

学習の要点

安心してその人らしく生活するために，状態をアセスメントして，健康状態を維持増進させる支援や疾病を予防する支援，そして家族支援が必要です。

生きがいづくり

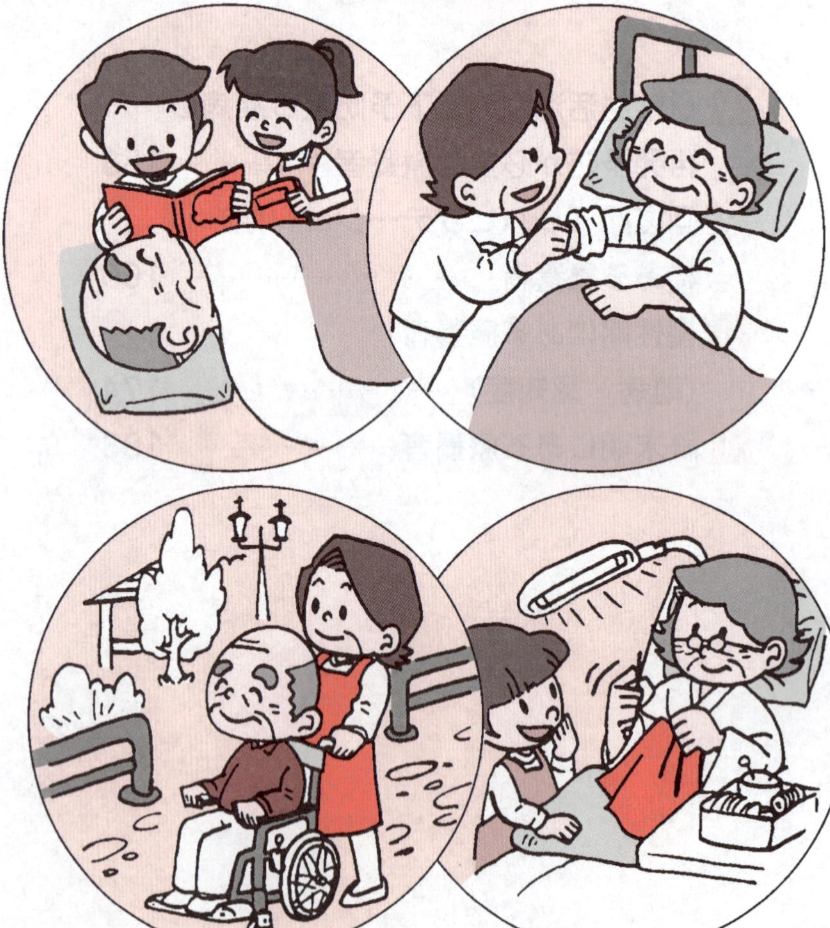

状態のアセスメントと環境整備

◆多くの高齢者は，高血圧や糖尿病など複数の既往をもっており，脳梗塞や脳出血などを併発することで介護が必要な状況となる。できるだけ，要介護にならないよう**介護予防の視点**をもつことが必要である。

◆介護者が高齢であったり，独居の場合もあるため，療養者の状態だけでなく家族も含めた**生活環境のアセスメント**を行う。

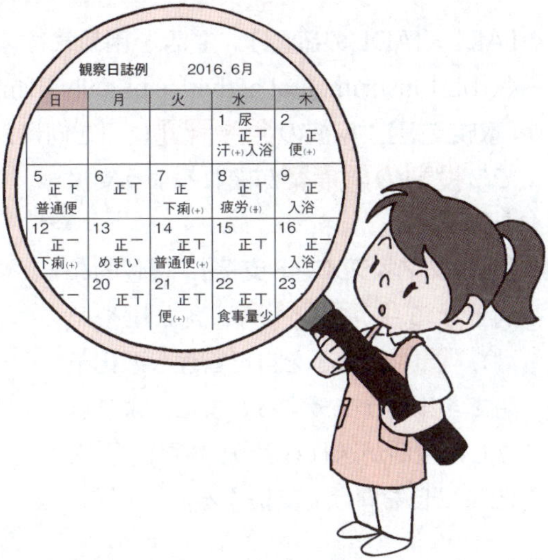

表 7-1　障害高齢者の日常生活自立度（寝たきり度）判定基準

ランク		判定基準
生活自立	J	何らかの障害などを有するが，日常生活はほぼ自立しており独力で外出する ①交通機関などを利用して外出する ②隣近所へなら外出する
準寝たきり	A	屋内での生活は概ね自立しているが，介助なしには外出しない ①介助により外出し，日中はほとんどベッドから離れて生活する ②外出の頻度が少なく，日中も寝たり起きたりの生活をしている
寝たきり	B	屋内での生活は何らかの介助を要し，日中もベッド上での生活が主体であるが，坐位を保つ ①車椅子に移乗し，食事，排泄はベッドから離れて行う ②介助により車椅子に移乗する
	C	1日中ベッド上で過ごし，排泄，食事，着替において介助を要する ①自力で寝返りをうつ ②自力では寝返りもうたない

厚生労働省：障害高齢者の日常生活自立度（寝たきり度）判定基準より一部改変

療養者・家族のセルフマネジメント力を維持・高める支援

◆【ADL・IADL の確認】：生活を困難にする ADL，手段的日常生活動作〈IADL；instrumental activities of daily living〉の状況を確認する。

◆【家族支援】：家族の**発達課題**に目を向け，ニーズを捉えながら，家族内での**役割の再構築**が図れるよう支援を行う。

◆【セルフマネジメント支援】：慢性的な病となる**生活習慣病**（高血圧や肥満），**糖尿病**などを自己管理し悪化予防できるよう支援する。また，より自立した生活が送れるよう，“**できること**”に目を向けて支援する。

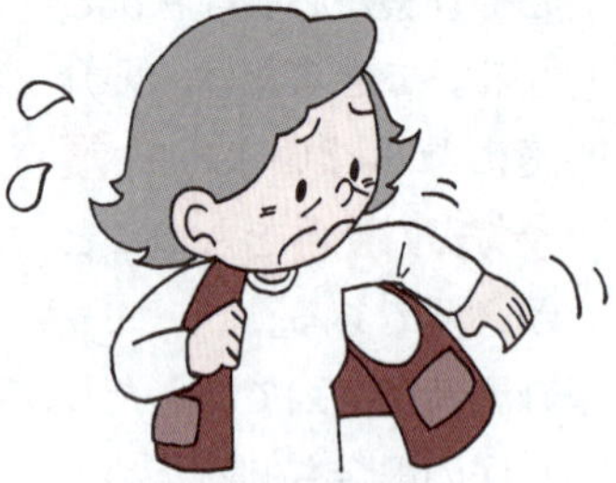
日常生活動作が
うまくできない

異常の早期発見と対応

◆【合併症の予防】（図 7-1 参照）

・在宅の場合，24 時間医療者がいるわけではないため，起こりやすい合併症（便秘，誤嚥性肺炎など）の予防と対応について，家族介護者に指導を行う。

・状態悪化を訴えられないことがあるため，**異常の兆候**を見逃さないよう普段の様子の違いを観察する。

社会資源の活用・調整

◆【居宅サービス】：通所リハビリテーション，通所介護，訪問リハビリテーション，訪問看護，訪問介護，訪問入浴，ショートステイなど

◆【地域密着型を含むサービス】：小規模多機能型居宅介護，夜間対応型訪問介護など

◆ボランティアなどのインフォーマルサービスや各市町村のサービス（配食など）の利用

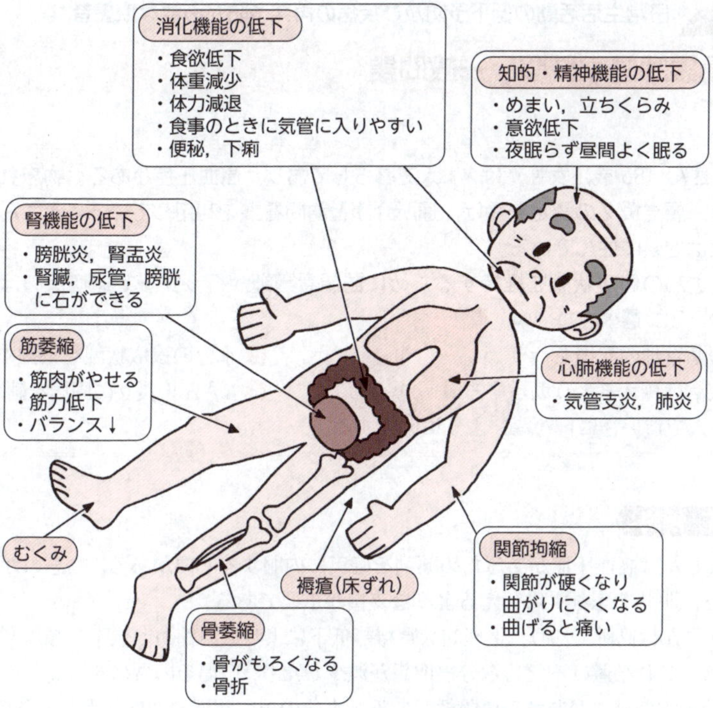
消化機能の低下
・食欲低下
・体重減少
・体力減退
・食事のときに気管に入りやすい
・便秘，下痢
知的・精神機能の低下
・めまい，立ちくらみ
・意欲低下
・夜眠らず昼間よく眠る
腎機能の低下
・膀胱炎，腎盂炎
・腎臓，尿管，膀胱に石ができる
筋萎縮
・筋肉がやせる
・筋力低下
・バランス↓
心肺機能の低下
・気管支炎，肺炎
むくみ
褥瘡(床ずれ)
関節拘縮
・関節が硬くなり曲がりにくくなる
・曲げると痛い
骨萎縮
・骨がもろくなる
・骨折

図 7-1　長期臥床による合併症

日常生活活動の低下予防及び疾病の再発予防が必要な療養者

看護師国家試験　一般問題

☑ Aさん（85歳，女性）は，1人で暮らしており，高血圧症がある。物忘れがあり，要支援2の認定を受け，通所介護と訪問看護を利用している。Aさんの長女は他県に住んでいる。

Aさんの健康状態を維持するために訪問看護師が行う支援で適切なのはどれか。**2つ選べ**。103-A90

1 服薬管理の支援を行う。
2 水分の摂取状況を把握する。
3 入浴は控えるよう助言する。
4 Aさんの長女に同居を勧める。
5 1人で買い物に行かないように助言する。

解答・解説

1 ○Aさんは高血圧症があるため薬剤を確実に内服する必要がある。物忘れがあるので，服薬を忘れずに行えるような支援が重要である。

2 ○Aさんは高齢であり，生理的な腎機能低下により尿濃縮力が低下し頻尿傾向になる。これを避けるため水分摂取量が減少したり，口渇そのものを自覚しにくいため脱水の発見が遅れる危険性がある。水分の摂取状況の把握は重要である。

3 ×Aさんは高血圧であるが入浴を制限する必要はない。むしろ身体を清潔にして規則正しく生活を送れるようにすることが必要である。

4 ×長女は他県に住んでいて生活基盤が異なるため，Aさんのために同居を勧めるのは適切でない。

5 ×Aさんは要支援2で，掃除など身の回りのことに一部手助けが必要であるが，日常生活動作はほとんど自分でできるので，一人で買い物に行くのは問題ない。

☑ Aさん（78歳）は，妻（76歳）と2人で暮らしている。糖尿病と診断されている。認知症ではない。主治医の指示で，インスリン自己注射を指導するために訪問看護が導入された。Aさんは「針が怖いから，看護師さんが注射をしてください」と言う。

Aさんへの訪問看護師の対応で適切なのはどれか。102-P54

1「針は細いので怖くないです」
2「一緒に少しずつやっていきましょう」
3「注射ができないと家での療養は難しくなります」
4「そうですね。Aさんも奥さんもしなくていいです」

解答・解説

1 ×看護師が針は細いから怖くないというのは，患者の思いを最初から否定している対応である。

2 ○A さんが怖いと思っていることを直ちに修正するのは難しいため，看護師がインスリン注射の手技を一つひとつ確認しながら実施し，自己注射につなげられるようにする。

3 ×A さんが妻と 2 人で生活が継続できるようにするための訪問看護の導入である。看護師は，インスリン注射に対する A さんの思いを再度確認し，不安を少しでも解決できるように働きかける。

4 ×A さんや妻の思いや考えを確認しないまま，しなくてよいというのは適切でない。A さんが実施することが難しい場合は，妻にも協力を得られるようなアプローチも検討する。

日常生活活動の低下予防及び疾病の再発予防が必要な療養者

看護師国家試験　状況設定問題

Aさん（42歳，男性）は，統合失調症で入院中だが，3か月の治療で症状が改善したため，退院することになった。Aさんは，統合失調症で数回の入院経験があるが，前回の退院後に拒薬がみられたため，今回は2週間に1回の訪問看護が計画されている。Aさんはアパートで1人で暮らしている。身体的な疾患はない。

☐ 退院後，看護師がAさんを訪ねると，Aさんは耳栓をしていた。アパートは静かな住宅地にあり，看護師には特に騒音は聞こえない。看護師が「どうしましたか」と尋ねると，Aさんは「大勢の人が大声でしゃべるからうるさくてしょうがないんだよ」と言う。
看護師の対応で適切なのはどれか。**2つ選べ。** 100-P91

1 「本当にうるさいですね」
2 「お薬は飲んでいますか」
3 「そんな声は気のせいですよ」
4 「苦情を言ったらどうですか」
5 「どんなことが聞こえますか」

☐ ある日，看護師が訪問時刻に遅れてしまったが，Aさんは電話の設置をいやがっていたため，連絡がとれなかった。看護師が15分遅れでAさんの家に到着し，すぐに謝ったが，Aさんは「バカにしているなら帰れ」と怒鳴った。
看護師の対応で適切なのはどれか。100-P92

6 電話を設置してほしいと依頼する。
7 そんなに怒らなくてもよいと話す。
8 Aさんを心配していることを伝える。
9 遅刻の話題には触れず，訪問活動を続ける。

☐ 訪問時，ごみ箱に多くの内服薬が捨てられていた。Aさんは「その薬は飲んではいけないとみんなが言うし，飲むと体がだるくなるので飲みたくない」と言う。
看護師の対応で適切なのはどれか。**2つ選べ。** 100-P93

10 「そんなはずはありませんよ」
11 「しばらく内服を休みましょう」
12 「服薬チェック表を使ってみましょう」
13 「薬を飲んだ後の症状を聞かせてください」
14 「薬の内容について主治医に相談してみませんか」

解答・解説

1 ×看護師が患者の体験している幻聴を肯定することになるのは適切でない。

2 ○A さんは入院治療によって症状が軽減したと考えられるが，退院後まもなく幻聴を自覚していることから服薬されていない可能性があるため，この問いは適切である。以前も拒薬がみられており，この確認は必要である。

3 ×A さんのアパートは静かな住宅地にあり騒音がないことは明らかであるが，患者自身が訴えることを共感的に聞くことは大切で，否定するのは適切でない。

4 ×幻聴があること自体，治療が適切に行われていない状態を示すものである。その幻聴を肯定するような対応は適切でない。

5 ○患者が体験していることを理解したり，気持ちに寄り添うという意味で聞くという場合も考えられる。そのため，この選択肢5を適切と判断するが，幻聴のある患者が体験していることを聞くことは，その症状を肯定するという側面もあるため，患者から幻聴の内容を聞くことはあまり好ましくない。したがって，設問としては適切とはいいがたい。

---

6 ×電話の設置を希望しているのは看護師であり，いやがっているA さんの意向に反して依頼するのは適切でない。

7 ×時間に遅れてしまったことは事実であり，それをはぐらかすような言葉かけは適切でない。

8 ○遅れてしまったことを謝罪するのと同時に，A さんを気にかけ，治療を続けられるよう支援したいことを理解してもらうようにするのが重要である。

9 ×時間に遅れたことで A さんが「バカにしているなら帰れ」と怒っている状況の中で，その話題にも触れずに活動することなどできるとは到底考えられないため適切でない。

---

10 ×薬を飲んではいけないという幻聴のある患者の訴えを否定することになり適切でない。

11 ×薬物療法を看護師が中断するという提案は不適切である。

12 ×薬物療法そのものに否定的な患者に対し，服薬チェック表を使うという提案は不適切である。

13 ○患者は服薬によって「体がだるくなる」と訴えている。薬を飲まない行動は幻聴によるものと考えられるが，身体症状に対しては患者自身が体験している可能性がある。したがって，服薬後の症状を聞いてみることは適切である。

14 ○「その薬は飲んではいけないとみんなが言うし，飲むと体がだるくなる」という患者の訴えを聞いたうえで，患者自身が薬物療法について感じていること，考えていることについて医師と相談できる機会をつくるのは適切である。

第7章 2

回復期（リハビリテーション期）にある療養者

学習の要点 身体機能やADLが低下した療養者に，生活環境に応じたリハビリテーションを提供することで，生活の自立を助け，ADLやQOLの維持・向上につなげます。

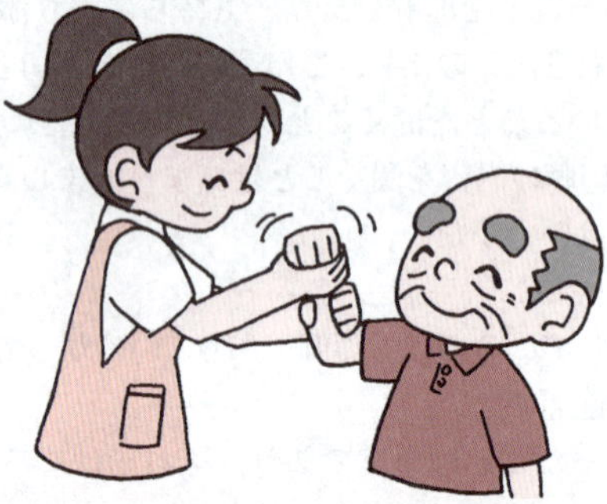

在宅リハビリテーション

◆在宅におけるリハビリテーションの目的は，身体機能やADL能力・QOLの維持・向上を図り，介護負担軽減にも視点を向ける。

◆理学療法士，作業療法士，言語聴覚士，訪問看護師，医師が連携し，症状や生活状況・環境，本人の望んでいることに合わせたリハビリテーションを提供する。

◆【機能回復・維持訓練】：麻痺や拘縮がある場合は，関節可動域〈ROM〉訓練や筋力強化運動，関節拘縮予防（体位変換，良肢位保持，他動運動）など

◆【自立度に合わせたリハビリテーション】：排泄や食事など全ての行為には，移動や移乗動作が必要である。また，家族介護者にとっても負担が大きいため，療養者の自立度（p.159 表7-1参照）に合わせたリハビリテーションを行う（寝返り，起き上がり，立ち上がり，杖など補助具を利用した歩行，車椅子など）。

機能障害と在宅での生活のアセスメント

◆【機能障害の状態を観察】

・日常生活自立度，ADL，IADL，生活リズムなどを観察する。

・筋力評価や徒手筋力テスト〈MMT〉など

◆【国際生活機能分類〈ICF〉】：ICF の概念を使用した基本的情報の把握を行う。

手関節・手指の運動

【手を開く】
母指のつけ根のふくらみ（母指球）を開き，他の指の緊張をゆるめてから，指を広げる

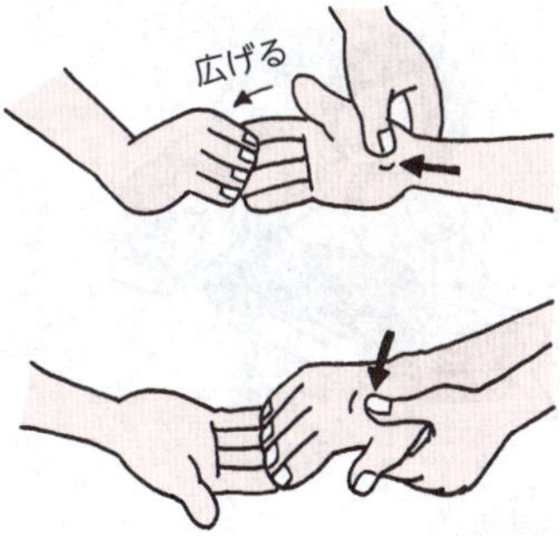

【手関節の掌屈・背屈】
手首を曲げたり，反らしたりする

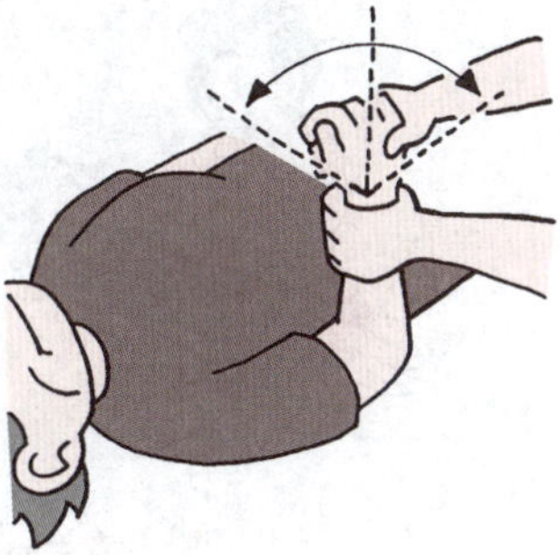

股関節の運動

【屈曲・伸展】
下肢全体を曲げたり，伸ばしたりする

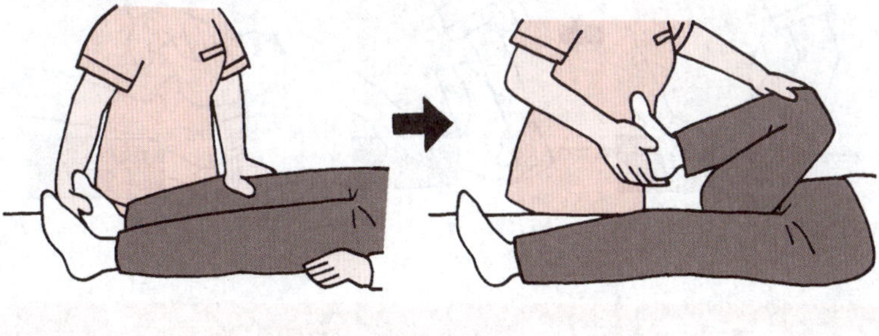

【外転・内転】
下肢全体を曲げたり，閉じたりする

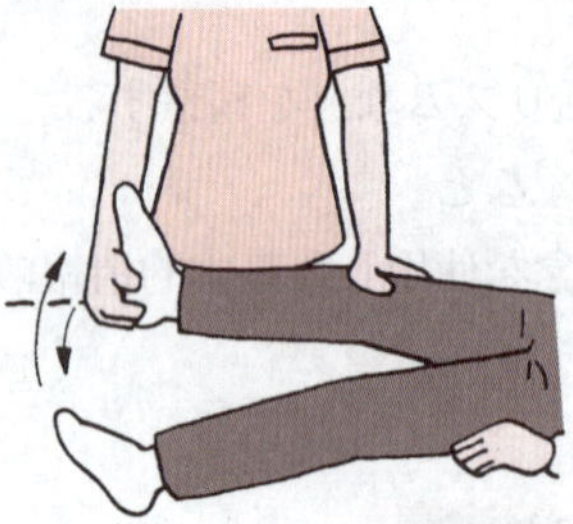

【内旋・外旋】
股関節と膝関節を直角に曲げ，足を内側・外側に回す

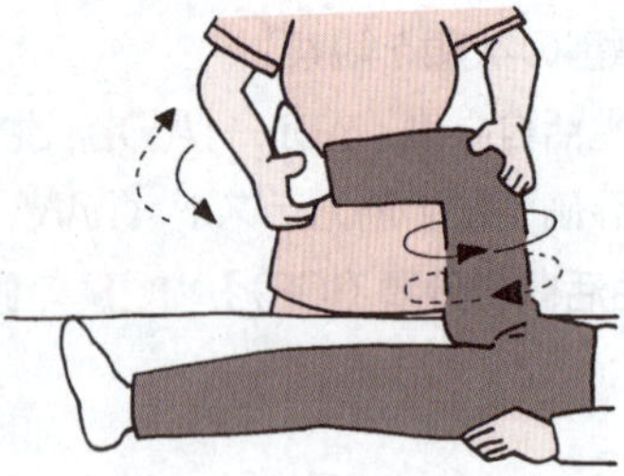

体幹の回旋

膝を立てて，左右に下ろす。この時，両肩が動かないように

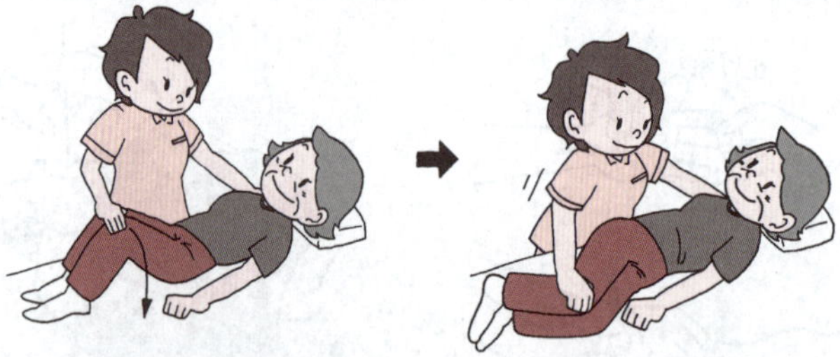

足関節・足指の運動

【底屈・背屈】
アキレス腱を伸ばす。膝関節を軽く曲げると行いやすくなる

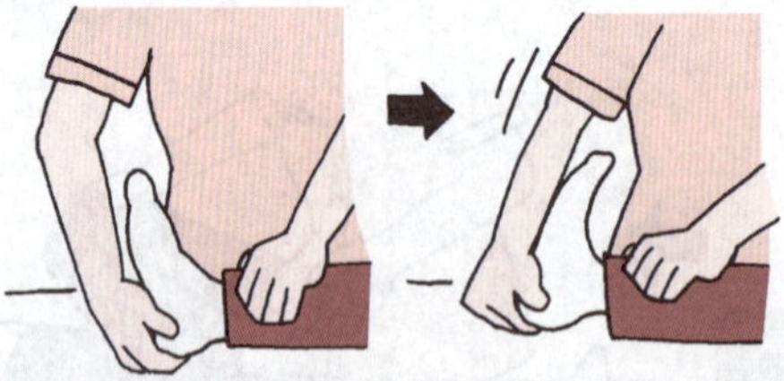

【足指の伸展・屈曲】
足指を曲げたり，伸ばしたりする

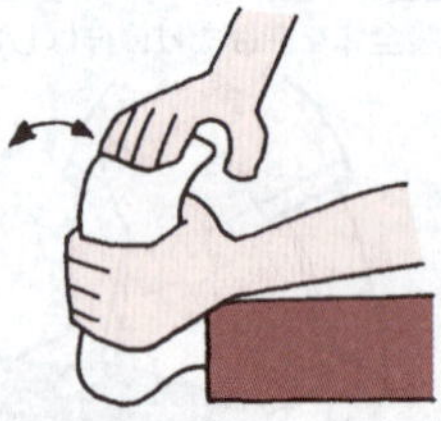

合併症の予防と対応

◆特に**長期臥床状態**にある高齢者は合併症をおこしやすいため，観察を行い予防に努める（表7-2）。

表 7-2　合併症の種類と予防方法

合併症の種類	予防方法
知的・精神機能の低下	生活リズムの調整，視聴覚の刺激，日々の声掛け
筋萎縮・関節拘縮	体位変換，良肢位の保持，可動域訓練，筋力運動
骨粗鬆症	ベッド上での運動，カルシウム食品の摂取，日の当たる環境づくり
肺　炎	ベッドアップ，口腔ケア，加湿，嚥下状態に合わせた食事
褥　瘡	体位変換（分圧），移動時のずれや摩擦を避ける，栄養，清潔
深部静脈血栓症	弾性ストッキングの使用，下肢運動，足浴
便　秘	水分摂取，腹部マッサージ，腰背部の温罨法，排泄環境の調整
尿路感染症	水分摂取，陰部の清潔

居住環境のアセスメント

◆退院前であれば，家屋調査や**退院前カンファレンス**を実施し居住環境の確認を行う。

◆居住環境は**ADL**に大きく影響する。**転倒**が原因で活動低下をおこし，**廃用症候群**につながることがあるため，身体機能状況や居住環境を観察し，**予防的な視点**で福祉用具の導入や住宅改修の検討を助言する（例：段差・手すり・障害物の有無，浴室の状況，トイレの状況など）。

社会資源の活用・調整

◆**【居宅サービス】**：通所リハビリテーション，通所介護，訪問リハビリテーション，訪問看護，訪問介護，訪問入浴，ショートステイなど

◆**【地域密着型を含むサービス】**：小規模多機能型居宅介護，夜間対応型訪問介護など

◆ボランティアなどのインフォーマルサービスの利用

回復期（リハビリテーション期）にある療養者

看護師国家試験　一般問題

☑ Aさん（78歳，女性）は，脳梗塞を発症し入院治療した後，回復期リハビリテーション病棟に転棟した。担当の理学療法士は，Aさんは早く自宅に帰りたいと熱心に歩行練習をしていると話していた。転棟後，1週を経過したころから，Aさんは疲労感を訴えて病室で臥床していることが多くなった。理学療法後の血圧と脈拍とに変動はみられない。肝機能と腎機能とに異常はない。

Aさん，看護師および担当の理学療法士で検討する内容として最も適切なのはどれか。101-P64

1 運動強度の軽減
2 家事動作練習の追加
3 翌日の理学療法の中止
4 病棟での歩行回数の増加

解答・解説

1 ○歩行訓練で予定されている運動強度を軽減することによって訓練の継続は可能である。

2 ×歩行訓練ですら疲労感を覚えているため，家事動作練習の追加はそれに追い打ちをかけることになる。

3 ×翌日の理学療法を中止してもプログラムを変えない限りは，同じことの繰り返しになってしまう。

4 ×メニューを変えて病棟での歩行回数を増やしても疲労感はますます募る可能性が高い。

看護師国家試験　状況設定問題

Aさん（70歳，男性）は，65歳の妻と2人で暮らしている。Aさんは67歳のときに安静時に振戦が現れ，パーキンソン病と診断された。ヤールの重症度分類ステージⅢで，要介護3である。Aさんの症状として，仮面様顔貌，小刻み歩行および前傾姿勢がある。歩行練習を行っており，排泄は時間はかかるが自分でできている。Aさんの長男夫婦は車で1時間のところに住んでおり，週末に様子を見にきている。Aさんは訪問看護を2週間に1回利用している。

☐ 転倒を予防するために，Aさんと妻に対して行う訪問看護師の指導で適切なのはどれか。**2つ選べ。** 100-A91

1 なるべく家の中で過ごす。
2 方向転換はすばやく行う。
3 夜間はポータブルトイレを利用する。
4 動きが遅いときには歩行練習を増やす。
5 歩行を開始する時は，妻がかけ声をかける。

☐ Aさんは，ドパミン受容体刺激薬とレボドパ〈L-dopa〉を内服している。妻から「まったく動けない時もあれば，目を離している間に動いて，転んでいることもある」と訴えがあった。
Aさんへの対応に関する妻への訪問看護師の指導で適切なのはどれか。100-A92

6「内服と症状との関連を観察しましょう」
7「副作用が出ているので，お薬を止めましょう」
8「お薬が効いてきたら，好きなようにさせてあげましょう」
9「転倒の危険があるので，目を離さないようにしましょう」

☐ 妻は「今後もできる限り自宅で介護したいが，病状が進行してどんどん動けなくなってきて不安です。機能訓練すれば動けるようになるかしら」と話した。
妻の不安を緩和するための訪問看護師の行動で適切なのはどれか。100-A93

10 長男夫婦に平日の機能訓練を依頼する。
11 サービス担当者会議の開催を提案する。
12 もう少しがんばって介護するように妻を励ます。
13 訪問リハビリテーションの適応ではないと話す。

解答・解説

1 ×パーキンソン病では腕の振りが小さい，小股で加速する，すくみ足などの歩行障害の症状がみられる。これらの症状に対し，危険だからといって家の中に閉じこもるのではなく，日常的な屋内外の動きを制限しない活動がリハビリになり，筋力低下予防，転倒予防にもなる。

2 ×パーキンソン病では姿勢反射障害のため，体が傾いたときに足を出して姿勢を立て直すことが難しく転びやすくなる。方向転換をすばやく行うことは転倒の危険が高まり適切でない。

3 ○パーキンソン病では，動作が非常に緩慢になったり動かなくなったりといった症状や，運動開始の遅さがみられる。これらの症状と半覚醒の状態が重複する夜間のトイレ移動は転倒の危険が大きい。A さんが夜間，ポータブルトイレを利用することは適切である。

4 ×A さんは小刻み歩行で前傾姿勢なので，安全歩行を目的に歩行練習をしている。動きが遅いのは体調のすぐれないときであるので，練習の増加は逆に転倒リスクが高まり望ましくない。

5 ○歩行動作の始まりにすくみがみられるときには，ハイと声かけしたり，その場で足踏みを繰り返して歩行に移る場合や，“一，二，一，二”と調子をとりながら歩くことで踏み出しを誘導し，歩き出しのつまずきをなくし転倒予防を図ることができる。

---

6 ○レボドパ長期投与中の効果不安定については知られており，服薬と活動性の関係を家族が把握して介護することで不安感や負担は軽減する。また，日々の家族による内服と症状との関連の観察も治療に大切で，病状に応じた適切な与薬には家族の協力を要する。

7 ×レボドパの服用後は急に効果が出て動きやすくなるが，短時間でその効果が消失するので訴えの内容は副作用とはいえない。いずれにしろ服薬の中止，増量は主治医と相談して行う。

8 ×この場合，薬が効くとは動きやすくなることであるが，短時間のうちに動けなくなる。訴えのような危険な状況を回避するには，手放しで好きなようにさせるだけでなく，妻の見守りが必要であることを付け加えるべきである。

9 ×薬効の変動のため動きやすいときと動きにくいときがある。見守りは必要であるが，常時転倒の危険があり目を離せないというわけではない。どのようなときにどのような危険があるかまで付言しないと，家族の介護負担が増加するだけで，心身の負担の軽減を図れない。

---

10 ×病気の進行による運動機能低下であり機能訓練で改善することは難しい。長男夫婦に平日の機能訓練を依頼し介護負担を増やしてまで行う必要性が認められ

ない。

11 ○本人・家族とサービス担当者が一堂に会して行われるサービス担当者会議は，病状に応じた課題，必要なサービス内容の確認などのために必要性が高く有効である。

12 ×がんばって介護することで運動機能の低下に改善がみられるわけでない。むやみに励ますことで妻ががんばり，それでも運動機能低下が進行するので，妻の不安の緩和にならないだけでなく，妻を追い詰めバーンアウトさせかねない。

13 ×運動機能低下に伴う家屋内の安全な動きの再学習や動きに応じた危険箇所の点検，筋力低下防止のための運動をするなど，訪問リハビリテーションの適応といえる。

第7章 3

慢性期にある療養者（難病・認知症）

学習の要点

疾患と向き合いながらできる限り住み慣れた地域で長期療養生活が行えるよう，関係職種と連携しながら療養者・家族ともにQOLが高められるよう支援していきます。

寄り添う看護

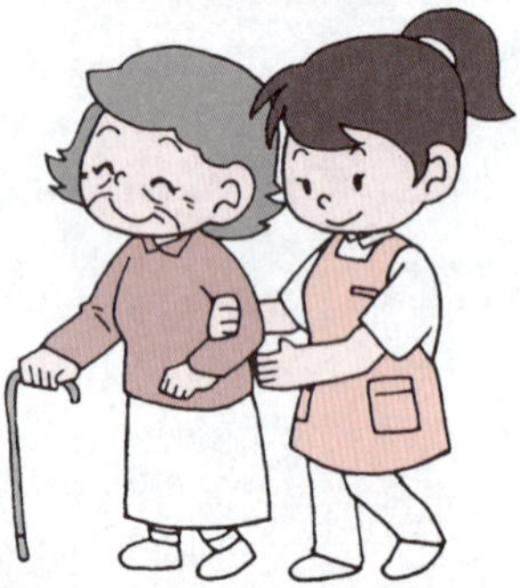

状態のアセスメントと状態に合わせた対応・調整

◆【難　病】

・1972（昭和47）年の「難病対策要綱」によって次のように定義された。

①原因不明，治療方法未確立であり，かつ，後遺症を残すおそれが少なくない疾病

②経過が慢性にわたり，単に経済的な問題のみならず介護などに著しく人手を要するために家族の負担が重く，また，精神的にも負担の大きい疾病

・難病対策は，次の5本柱となっている。

①調査研究の推進

②医療施設などの整備

③地域における保健医療福祉の充実・連携

④QOLの向上を目指した福祉施策の推進

⑤医療費の自己負担の軽減

・病状の進行に配慮した環境整備が必要である。特に神経系難病には進行性疾患が多く，呼吸・運動障害といった将来的に気管切開や人工呼吸器装着など医療依存度が高くなるため，全身状態の観察が必要である。

・筋萎縮性側索硬化症〈ALS〉への対応：

①嚥下障害には食事形態や食材の工夫，症状が進行した場合には，経管栄養や胃瘻の造設を行う。

②運動障害には，症状の進行に合わせて住宅改修，補助具の検討（車椅子など），リハビリテーションを行う。

③言語障害や気管切開の場合は，筆談や文字盤，パソコンなどの意思伝達装置を利用してコミュニケーションを図る。

④排泄の状況によっては，膀胱留置カテーテルや導尿の処置，下剤・浣腸，摘便による排便コントロールが必要である。

・2015（平成 27）年 1 月より「難病の患者に対する医療等に関する法律」が施行され，医療費助成対象が 56 疾病から 306 疾病に拡大された。

◆【認知症】

・正常に発達した知能が，その後に起こった慢性の脳機能障害のため低下した状態であり，アルツハイマー病や脳血管疾患，レビー小体などがある。

・中核症状と行動・心理症状（周辺症状，BPSD；Behavioral and Psychological Symptoms of Dementia）がある。これらの症状により日常生活に支障をきたすことを把握し，自尊心を尊重し，残存機能を最大限に生かせるよう環境調整を行う。

・症状や副作用による悪化を予防するために確実な服薬管理と体調管理を行う。

・認知機能低下により異物の誤嚥や窒息，火の不始末による火傷，徘徊して行方不明になるなど危険を伴うことがあるため，安心した生活環境を整える。

・相手のペースに合わせ，不安や混乱を和らげるようなコミュニケーションを行うことで信頼関係をつくる。

・生活習慣や生活歴を尊重し，その人が続けてきた日課や役割を支援することで生活リズムの調整につなげる。

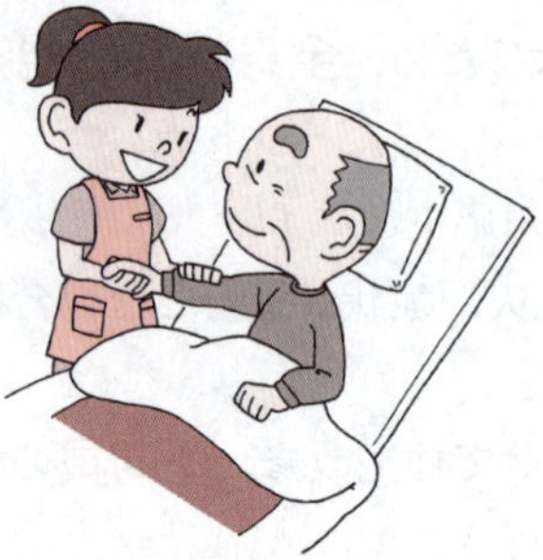

・ゆっくり
・おだやかに
・表情豊かに
・相手の目をみて
・相手の話そうとする気持ちを大切に
・否定的な言葉は禁止

難病療養者・家族のセルフマネジメント力を高める支援

◆難病は経過が慢性となるため，医学的治療だけではなく，セルフマネジメントが重要となる。

◆【精神的支援】

・呼吸障害や運動障害，将来的に人工呼吸器装着となった場合，死に直結するという恐怖や不安による苦痛が強いため，精神的サポートが必要である。

・外出などの気分転換や社会参加を行うことでQOL向上につながる。

◆【家族介護者への支援】：家族の健康状態や介護力をアセスメントし，身体的精神的サポートを行う。

急性増悪の早期発見と対応

◆【難病への対応】

・神経系難病では，疾患や症状により進行状況が異なるため，24時間体制でサポートし，家族が早期発見，緊急事態への早期対応ができるよう説明しておく。

・**自己決定への支援**：呼吸障害や嚥下障害など生命に直結した症状が出現した時には，意思を尊重しながら自己決定を支援していく。

・**緊急時の対応**：転倒，誤嚥・窒息，呼吸状態の悪化など，家族介護者

緊急時の対応の相談・指導

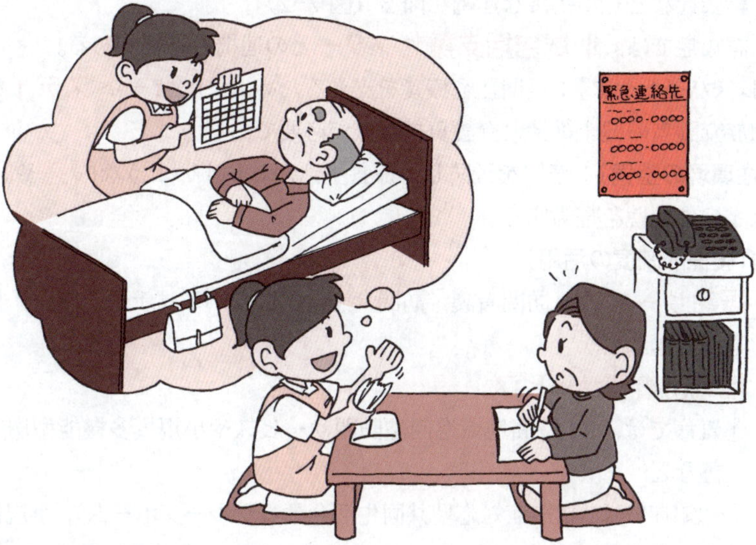

が状態の変化を観察し，応急処置の方法の習得や医療者に連絡できるよう説明をしておく。

◆【認知症への対応】

・認知症の進行に伴い，食事，排泄，清潔などの行為が困難になってくる。また，運動機能や嚥下機能の低下により臥床状態になることもあるため，日常生活支援が必要となる。
・**症状の予測**：変化を早めに予測し，家族と終末期の対応について話し合い，確認を行っておく。

社会資源の活用・調整

◆療養者や家族のニーズに対応した社会資源をうまく活用できるよう情報提供の支援を行う必要がある。

◆【関係職種の連携】

・保健・医療・福祉の関係職種（専門医，往診医，歯科医師，薬剤師，保健師，看護師，理学療法士，作業療法士，言語聴覚士，栄養士，歯科

衛生士，ケアマネジャー，ホームヘルパー，ボランティア，医療機器供給会社など）が密接な連携を図る（図 7-2）。

・認知症では，**地域包括支援センター**との連携も必要である。

◆【レスパイトケア】：長期在宅療養を支えるために，**ショートステイ**など家族介護者の健康維持と介護負担軽減が必要である。

◆【住環境の整備】：転倒を予防し，療養生活がしやすいような**段差**や**廊下**などの住環境を整備する。

◆【介護保険制度の活用】

・**居宅サービス**：訪問看護，訪問介護，訪問リハビリテーション，療養通所介護など

・**地域密着型サービス**

①難病では，24 時間地域巡回型訪問サービスや小規模多機能型居宅介護など

②認知症では，認知症対応型共同生活介護（グループホーム），小規模多機能型居宅介護，定期巡回・随時対応型訪問介護看護など

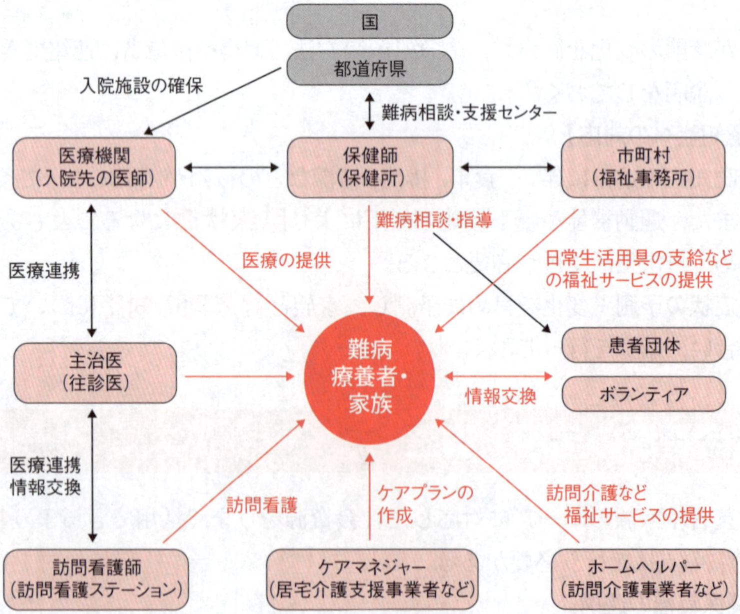

図 7-2　難病患者・家族を取り巻く関係機関・関係職種の連携

村田加奈子：『訪問看護研修テキスト ステップ 1-②』（川越博美ほか 編），日本看護協会出版会，2009，p.459 より一部改変

◆【介護保険制度以外】

・難病では，障害者総合支援法による難病患者等居宅生活支援事業の利用，人工呼吸器療養者では，在宅人工呼吸器使用特定疾患患者訪問看護治療研究事業の利用

・認知症では，各市区町村のサービスで徘徊探索器のレンタルや成年後見制度の利用

看護師国家試験　一般問題

☐ A さんは，1 人で暮らしている。血管性認知症があり，降圧薬を内服している。要介護 1 で，週 3 回の訪問介護と週 1 回の訪問看護を利用している。最近では，A さんは日中眠っていることが多く，週 1 回訪ねてくる長男に暴言を吐くようになっている。
A さんの長男の話を傾聴した上で，訪問看護師の長男への対応で最も適切なのはどれか。103-P73

1 デイサービスの利用を提案する。
2 A さんを怒らせないように助言する。
3 A さん宅に行かないように助言する。
4 薬の内服介助をするように提案する。

解答・解説

1 ○デイサービスに参加して他者と交流することが，楽しみや張り合いとなり，認知症症状を緩和させる可能性もある。また，現在ある機能を維持させるためにも，サービス利用が望ましい。

2 ×認知症のある人は感情コントロールが難しく，少しのことで泣いたり怒ったりする感情失禁が起きやすい。したがって，怒らせないようにするというのは難しいため不適切な助言である。

3 ×A さんは，見当識障害などにより長男の訪問も忘れてしまうことが考えられる。しかし，定期的な訪問は，A さんと会話し活動する機会を作ることになり臥床を減らすとともに，A さんが安心できる時間を過ごすのに重要であるため，むしろ訪問を勧める。

4 ×内服介助のために訪問回数を増やすことになる。負担を考えると勧められない。

看護師国家試験　状況設定問題

Aさん（68歳，女性）は，70歳の夫と2人で暮らしている。6年前にParkinson〈パーキンソン〉病と診断された。現在，レボドパ〈L-dopa〉を1日3回内服している。ヤールの重症度分類ステージⅢで，要介護1である。夫が付き添い，神経難病専門クリニックに杖を使って通院している。特定疾患医療受給者証を持っているが，在宅におけるサービスは利用していない。

☐ Aさんは足がすくんで転びやすくなったため受診したところ，レボドパ〈L-dopa〉の処方が増量になった。Aさんは「主治医から薬を1日4回飲むことになると説明を受けました。今までは何もなかったけど，薬の副作用にはどんなものがありますか」と外来看護師に相談した。
副作用の説明で正しいのはどれか。102-P103

1 「難聴になることがあります」
2 「体が勝手に動くことがあります」
3 「低血糖を起こすことがあります」
4 「呼吸が苦しくなることがあります」

☐ 3か月後。Aさんは入浴中に夫が見ている前で転倒したが，外傷はなかった。その話を聞いた主治医から，安全な入浴ができるように，訪問看護師に依頼があった。
訪問看護師が，訪問時にアセスメントする項目で最も優先するのはどれか。102-P104

5 浴室の室温
6 ADLの日内変動
7 夫の入浴介助の様子
8 居室から浴室までの距離

☐ Aさんは「家事は夫がしてくれて感謝しています。介護支援専門員とも相談しながら，自宅で暮らしていきたいと思っています」と訪問看護師に話した。
Aさんへの提案で最も適切なのはどれか。102-P105

9 訪問介護の利用
10 短期入所の利用
11 車椅子での室内移動
12 訪問リハビリテーションの利用

解答・解説

1 ×薬剤で難聴を起こす可能性が高い薬剤としては，抗菌薬のストレプトマイシンや抗癌薬のシスプラチンなどがある。

2 ○脳内の黒質で産生される神経細胞が減少し，伝達物質であるドパミンが不足するのがパーキンソン病であり，L-ドーパはそれを補うものである。身体がこわばったり，手が震えるなどの症状を軽減させるとともに，口唇周囲が引きつったり，手足が勝手に動くなどの不随意運動などの副作用が生じることがある。

3 ×低血糖を起こすのは経口血糖降下薬である。

4 ×呼吸苦は薬剤によるアレルギー反応の一つで，蕁麻疹や呼吸困難などのアナフィラキシー症状が起きる。対処が遅れると重篤なショック状態に陥ることがある。L-ドーパでは起きない。

5 ×訪問時に浴室の室温をみても転倒の予防にはならない。ただ，浴室の構造や手すりの有無などについては確認をしておくことが望ましい。

6 ○訪問時のAさんのADLを確認するとともに，Aさん自身から情報を得る。また，生活をともにしている夫から，24時間のなかでどの時間帯に身体が動きにくいのか，特に介助が必要なADLなどについて症状の日内変動を確認しながら情報を得ることが優先である。

7 ×入浴時の夫の介助内容については，夫から直接話を聞くほか，訪問看護師が介助の様子を確認する必要がある。

8 ×居室から浴室までの距離はADLの変動によって問題となる場合と比較的問題にならないことがあるため，優先度は低い。

9 ×Aさんは夫が家事をしてくれていることに感謝している。このため訪問介護の必要はない。

10 ×夫の介護を受けながら自宅での生活を希望しているため，今すぐ短期入所の必要はない。ただ今後，Aさんの病状が進行するなど状態が変化し，夫への負担が増加した場合は検討する。

11 ×Aさんは姿勢保持に障害はあるものの，自力で動けないわけではない。本人の意思を尊重しADLを維持するためにも，なるべく車椅子を使わずに生活できるようにする。

12 ○自宅での生活を望むAさんが，現在のADLを維持できるようにすることと，夫への負担を増加させないためにも，訪問リハビリテーションの導入を検討する。

4 終末期にある療養者

学習の要点

終末期の段階により病状が異なるため，その段階に応じた支援が必要です。また，療養者と家族のライフスタイルや思いを尊重しながら，QOLを高め，その人らしく残された生を全うできるよう支援していきます。

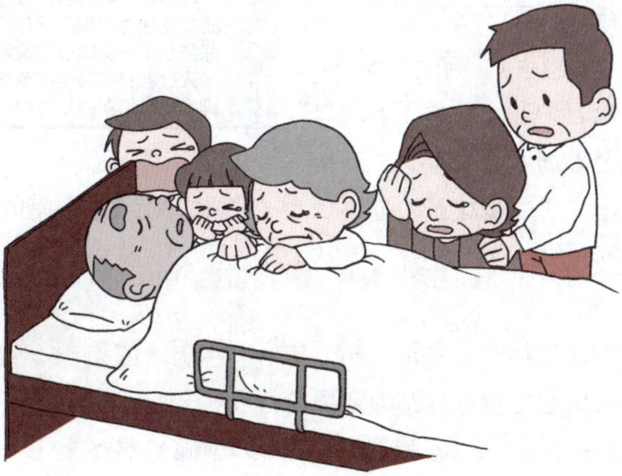

症状マネジメント

◆**【痛みの理解】**：身体的・心理的・社会的・スピリチュアルな痛みの4側面からなる**全人的苦痛（トータルペイン）**と捉えて理解する。

◆在宅では，医療者が常に療養者の近くにいるわけではなく，実際にマネジメントを行うのは療養者本人やその家族である。症状の**苦痛緩和**を図るように支援していく。

◆**【終末期がんの場合】**：**疼痛**が最も多い症状であり，食欲不振，倦怠感，嘔気・嘔吐，腹部膨満感，不眠，呼吸困難感なども出現することがある。

◆**【がん以外の老衰による高齢者終末期の場合】**：徐々に**ADL**や食欲の低下がおこり臥床状態となるため，褥瘡や脱水，肺炎など**合併症の観察**が必要である。

終末期緩和ケアの実際

◆【緩和ケア】：治癒可能かどうかに関わらず，疾患の早期より開始し（WHO，2002改訂），家族も対象とし，QOLの向上を目標として支援する。

◆【がん疼痛の緩和】

・WHO（世界保健機関）のがん疼痛緩和療法の5つの基本原則に沿って行う（表7-3）。

表7-3　がん疼痛緩和療法の5つの基本原則

1	できるだけ経口的に投与
2	時刻を決めて規則正しく投与
3	除痛ラダーに従って段階的に投与
4	一人ひとりに適切な量を求めて投与
5	細かい点に配慮して投与

・WHO 3段階除痛ラダー（NSAIDsなどの非オピオイド，コデインなどの弱オピオイド，モルヒネやフェンタニルなどの強オピオイド）に準じて，段階的に使用する。

＊1；疼痛部位や強さをペインスケールで表現してもらい，疼痛をアセスメントする。
＊2；オピオイドの主な副作用である，便秘，嘔気・嘔吐，眠気を観察し，下剤や制吐剤の併用を考慮する。

・オピオイドには様々な剤形（経口薬，坐薬，注射薬，貼付剤）があり，状態に応じて投与経路の変更を行う。

・レスキュードーズ（臨時追加投与）の準備やタイトレーション（疼痛に合わせてオピオイド量を調整），オピオイドローテーション（投与中のオピオイドを他のオピオイドに切り替えること）の検討を行う。

在宅での痛みのコントロール

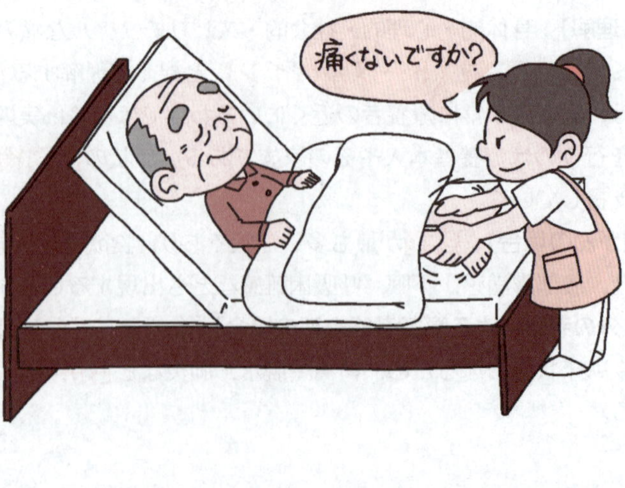

◆【疼痛以外の症状】

・倦怠感や呼吸困難時は，罨法，マッサージ，アロマテラピーなど非薬物療法や体位変換，クッションや枕の工夫を行う。

・食欲不振時は，食べたい物を食べるようにして，無理に促さない。

◆【精神的支援】

・心配事や不安などに対し傾聴，共感，受容し，思いに寄り添っていく。

・終末期ケアでは家族支援が重要である。不安やストレスが大きいため，サービス導入の検討を含めたサポートを行う。

◆【ケアチームの連携】：医療面だけではなく生活面からも24時間体制で支えていく必要がある。医師，訪問看護師，薬剤師，ケアマネジャー，ホームヘルパー，理学療法士・作業療法士，福祉用具専門員，医療機器会社，ボランティアなど多職種と連携していく。

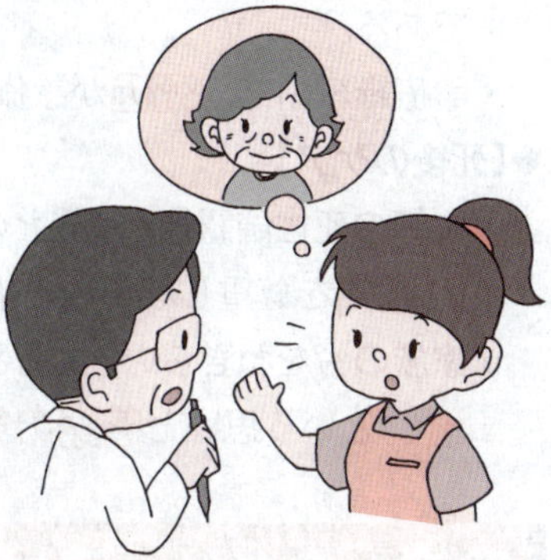

看取りの看護

◆在宅での看取りを決定した場合，予測される症状や状況，急変時の対応を確認しておく。また，タイミングを見計らい，最後に着せたい衣服や会わせたい人との面会などの準備を済ませておくよう促していく。死亡後の手続きなども説明しておく。

◆【家族への支援】

・予測される症状や状況の変化，呼吸停止時など連絡方法を再確認しておく。

・死が迫った状況を知った家族の苦悩や思いに寄り添い，傾聴する姿勢が大切である。

・看取りの時間は家族との時間でもあるため，満足のいく看取りができるよう関わる。

・身体的・精神的に疲労がかなり蓄積してくるため，労いなど言葉かけをしながら介護疲れに配慮する。

・予期悲嘆への援助：予期悲嘆は死の受容促進につながる重要な過程であり，正常な心理反応である。家族が予期悲嘆を表現できるよう援助する。

◆【死亡確認と診断書の説明】

・死亡時刻は，家族が呼吸停止を確認した時間を医師に伝えること，医療者が間に合わない場合があることなどを伝える。

・死後24時間以内に医師が死亡確認を行えば，死亡診断書の発行が可能である。

・診療継続中で，死因が診療中の疾患であれば診断書が発行される。

◆【死後のケア】

・医師の死亡確認後，家族とのお別れが済んでから始める。その際，家族の意向を尊重しながら一緒に行う。

・家族の労をねぎらい，生前と同様に尊厳をもって旅立ちの準備のお手伝いという思いと感謝の気持ちをもってケアを行う。

家族へのグリーフケア

◆大切な人との死別から生じる強い苦しみがグリーフ（悲嘆）であり，新しい生活への適応ができるよう支援することがグリーフケアである。

◆死の受容プロセスにおいて，睡眠障害やうつ傾向など健康障害を生じることがあるため，観察が必要である。

◆遺族へのグリーフケアには報酬がつかない。しかし，訪問看護ステーションでは，死後１週間以内に手紙やはがき（グリーフカード）を送ったり電話をする，お花をもって焼香にうかがう，１か月後ころに遺族訪問する，故人との思い出を語り合う機会として遺族会の開催をするなど，遺族へのサポートを行う。

看護師国家試験　一般問題

☑ 終末期の癌患者の在宅ケアで正しいのはどれか。**2 つ選べ。** 101-P87

1 家族の悲嘆のケアも含まれる。
2 訪問看護は介護保険の適用である。
3 夜間・休日を含めた連絡体制を整える。
4 ADL が自立している患者は対象とならない。
5 主治医は在宅療養支援診療所の医師に限られる。

解答・解説

1 ○癌終末期患者の在宅ケアにおける家族への精神的支援のニーズは大きい。特に死別による家族の悲嘆のケアの重要性は認められているが制度化はされていない。
2 ×終末期の癌患者の訪問看護は医療保険の適用である。
3 ○終末期の急変や家族の不安への対応として，夜間・休日でも連絡がとれる体制を整えることが大切である。
4 ×終末期であっても緩和ケアの導入などにより日常生活動作〈ADL〉が自立している患者もいる。ADL の自立する患者でも在宅ケアの対象となる。
5 ×主治医は在宅で死亡確認できる医師が望ましいが，在宅療養支援診療所の医師でなくともよい。

☑ A さん（52 歳，男性）は，妻と 2 人で暮らしている。妻は末期の肺癌で，今朝自宅で亡くなった。
主治医が死亡診断を行った後の A さんへの訪問看護師の対応で最も適切なのはどれか。104-A71

1 葬儀を手配するよう勧める。
2 医療機器は早急に片づけるよう勧める。
3 A さんの希望に沿って，死後の処置を行う。
4 本日中に死亡診断書を役所に提出するよう説明する。

解答・解説

1 ×葬儀の方法を確認することはあるが，死亡診断後に葬儀の手配をするよう勧めるのは配慮に欠けた言動である。

2 ×医療機器があれば取り外すが，死亡診断後に早急に片づけるよう勧めるのは配慮に欠けた言動である。

3 ○家族の思いや希望に応じることが大切であり，家族と一緒に死後の処置を行うことがある。

4 ×死亡診断書は７日以内に役所に提出すればよいため，亡くなった当日中に提出するよう説明する必要はない。

看護師国家試験　状況設定問題

Aさん（58歳，男性）は，3年前に直腸癌と診断され，手術を受けてストーマを造設した。その後Aさんは直腸癌を再発し，治療を行ったが効果がなく，腹部の癌性疼痛を訴えたため，疼痛をコントロールする目的で入院していた。Aさんは「自宅で療養したい。痛みは取り除いてほしいが，延命治療は望まない」と在宅療養を希望した。現在，Aさんはオキシコドン塩酸塩を1日2回内服し，食事は食べたいものを少量ずつ食べているが，摂取量が減少している。Aさんの家族は56歳の妻と他県で仕事をしている長女である。

☐ Aさんは退院後，訪問診療と訪問看護を利用することになった。
訪問看護師が，Aさんと家族に説明する内容で適切なのはどれか。103-A115

1 「お風呂に入るのはやめましょう」
2 「自宅ではベッド上で安静にしてください」
3 「ストーマのパウチの交換をお手伝いします」
4 「ストーマがあるので副作用の便秘は心配ありません」

☐ 退院後，Aさんは痛みが強くなってきた。医師はオキシコドン塩酸塩を増量したが，Aさんは眠気が強くなり「薬を飲みたくない」と訴えた。そのため，フェンタニル貼付剤に切り替え，レスキューとしてモルヒネ塩酸塩が処方された。
訪問看護師によるAさんの家族への指導で適切なのはどれか。103-A116

5 保管用の金庫を準備する。
6 フェンタニル貼付剤は痛みのある部位に貼る。
7 フェンタニル貼付剤は痛みが出始めたら交換する。
8 残ったオキシコドン塩酸塩は医療機関に返却する。

☐ Aさんの傾眠傾向が強まり，時々無呼吸がみられるようになった。Aさんは食事や水分の摂取量は少ないが，疼痛を訴えることはない。Aさんの妻は「できればこのまま自宅でみていきたい」と話している。
Aさんを自宅で看取るための訪問看護師の対応として適切なのはどれか。
103-A117

9 高カロリー輸液の開始を医師と相談する。
10 24時間の継続した観察をAさんの家族へ指導する。
11 仕事を辞めて介護を行うようにAさんの長女を説得する。
12 今後起こりうる身体症状の変化をAさんの家族へ説明する。

解答・解説

1 ×癌末期を理由に入浴を中止する理由はない。ただし疲労する長湯は勧められない。

2 ×ベッド上で安静にする必要はなく，本人の体調に応じた運動や活動を勧める。

3 ○パウチ交換はセルフケアの範疇であるが，末期の身体状況ではパウチ交換の負担感は大きく，看護師の手伝いは本人の精神的・身体的負担を軽減することができる。

4 ×ストーマ造設の有無とは関係なく，オキシコドン塩酸塩の副作用として便秘が出現するので，便秘は心配ありませんと説明するのは相応しくない。

---

5 ×他人に転用しないことや小児やペットの手が届かない場所に保管することが重要であるが，金庫に保管する必要はない。

6 ×フェンタニルの貼付剤は経皮的に吸収されて全身作用を示す製剤である。発汗や体の動きなどの影響の少ない上腕部，大腿部，胸部，腹部などに貼付し，同一部位への繰り返し貼付は避けるよう注意する。

7 ×慢性疼痛治療としてオピオイド鎮痛薬のオキシコドン塩酸塩経口剤やフェンタニル貼付剤が用いられるが，鎮痛がいつも維持されるように定期的な投与を行う。

8 ○医療用麻薬適正使用ガイダンス（厚労省）に，患者への麻薬管理についての指導は，できるかぎり当該麻薬の交付を受けた医療機関や薬局に持参するよう指導する，とある。

---

9 ×ターミナル末期である療養者には高カロリー輸液の代謝能力を期待することは難しく，適切とはいえない。

10 ×臨終期に傍にいてあげたいという家族の気持ちは大切にする。しかし，静かに看取ることを優先するならば，継続した観察の指導ではなく最期の時間を本人と共有する方法を指導する。

11 ×ターミナル末期であることは伝え，長女が希望するならば臨終期に立ち会えるよう状況説明をするが，仕事を辞めて介護を勧める必要性は認められない。

12 ○臨終間近には普段と違った変化が起こり，家族はどう対処してよいか戸惑う。家族が今後起こりうる身体症状の変化に対応できるよう，看護師が説明しておくことは必要である。

Aさん（65歳，男性）は，大動脈弁狭窄症で大動脈弁置換術が実施された。術後2日，Aさんは集中治療室に入室中である。Aさんは中心静脈ライン，心嚢・縦隔ドレーン，胸腔ドレーン，動脈ライン，3本の末梢静脈ライン，膀胱留置カテーテルが挿入されている。Aさんの意識は清明で，呼吸状態，循環動態は安定しているが，挿入されているライン類を気にする様子がみられる。

☐ ライン類の抜去事故を予防するための看護師の対応として最も適切なのはどれか。103-A118

1 ラインを挿入している上肢をシーネで固定する。
2 抜去できるラインはないか医師に相談する。
3 1時間毎にAさんの状態を観察する。
4 鎮静薬を使用する。

☐ 術後3日。Aさんは，術後のバイタルサインも安定しているため，一般病室に転室となった。現在は末梢静脈ラインと胸腔ドレーンが挿入されている。
Aさんのドレーン管理について正しいのはどれか。103-A119

5 ドレーンバッグは挿入部より高い位置で保持する。
6 体位変換時は胸腔ドレーンをクランプする。
7 持続的に陰圧となっているか観察する。
8 ドレーンのミルキングは禁忌である。

☐ 転室後もAさんの状態は安定しており，歩行を開始することになった。
安全管理対策として適切なのはどれか。103-A120

9 胸腔ドレーン挿入中は病室内歩行とする。
10 胸腔ドレーン挿入中に歩行する時は看護師を呼ぶように伝える。
11 末梢静脈ライン挿入中は看護師が同伴して歩行する。
12 不整脈が出現しても気分不快がなければ歩行を継続する。

解答・解説

1 ×Aさんは意識清明で呼吸状態，循環動態も安定している。安全についての説明をして可能な可動範囲を指し示すことで安楽につながる。固定すると患者は苦痛を覚え，安全が阻害されることにもある。

2 ○出血量にもよるが，通常術後2日目には心嚢・縦隔ドレーン類は抜去され，スワンガンツカテーテルも抜去される。静脈ラインも減らされていく時期である。フィジカルアセスメントに基づいて看護判断をして，医師と相談することが重要。安全確保のためにも不要なものを抜去することは看護上最優先される。

3 ×術後２日であり，密な観察は必要であるが，様々なライン類に囲まれて，不安な状況にある現状では１時間ごとの状態観察が適切なのかは疑問。

4 ×術後２日目であり，自分がどのような状況に置かれているかが理解できていないことも考えられる。意識清明であり，十分な説明をすることが大切で，鎮静薬が必要な状況とは考えられない。

---

5 ×胸腔ドレーンバッグは，ドレナージの目的達成と逆流性感染防止のために，常に胸腔より低い位置に保持することが重要。

6 ×通常，水封式（ウォーターシール）チェストドレーンバッグが接続されているのでクランプの必要はない。クランプをしてしまうと，ドレーンから吸引することによって陰圧を保っていた胸腔内圧が陽圧になってしまう。特にエアリークがある場合は緊張性気胸を起こす危険があるため，移動時のドレーンクランプは禁忌である。

7 ○Aさんの状態にあった陰圧に設定され（吸引圧は一般的には－10～－15 cmH_2O），それが維持されているかを観察することが大切である。また，水封部の水位の低下が胸腔内圧を陽圧にしてしまうことがあるので，水封部の蒸留水の量と呼吸性変動をチェックすること。

8 ×ドレーンチューブが凝血などで閉塞したり，圧迫や屈曲で排気・排液が妨げられたりすると，胸腔内圧を陰圧に保つことができなくなる。ドレーンチューブは閉塞防止のためにミルキングは必須となる。

---

9 ×ドレーンの屈曲防止，抜去防止に留意し，排液バッグは胸部より低い位置で倒れないように保持して，トイレ歩行など病室外歩行を勧め，徐々に行動範囲を拡大することが大切。

10 ○ドレーン挿入中は，呼吸状態やドレナージ状態の観察，ドレーンバッグの持ち位置や持続的な陰圧維持のための留意事項などを，Aさんに理解してもらうことを含めて看護師同伴も必要になるので，コールしてもらうようにする。

11 ×末梢静脈ラインのみになれば，ほかに同伴しなければならない要件がない限り看護師が同伴する必要はない。単独歩行に当たっては心電図モニターによる観察を行う。

12 ×不整脈が出た場合は歩行を休止し，心電図モニターにより不整脈の性状を観察し，フィジカルアセスメントをして医師とも綿密な連携をとって対処する。

8 在宅における医療管理を必要とする人と看護

1 薬物療法……194
2 酸素療法……202
3 人工呼吸療法(非侵襲的換気療法)…211
4 膀胱留置カテーテル法……219
5 胃瘻・経管栄養法……226
6 中心静脈栄養法……232
7 褥瘡管理……239

薬物療法

学習の要点 在宅療養者の多くが，薬物療法を行っています。安全に服薬管理が継続できるよう，関係職種と連携をとりながら支援していきます。

服薬状況の確認

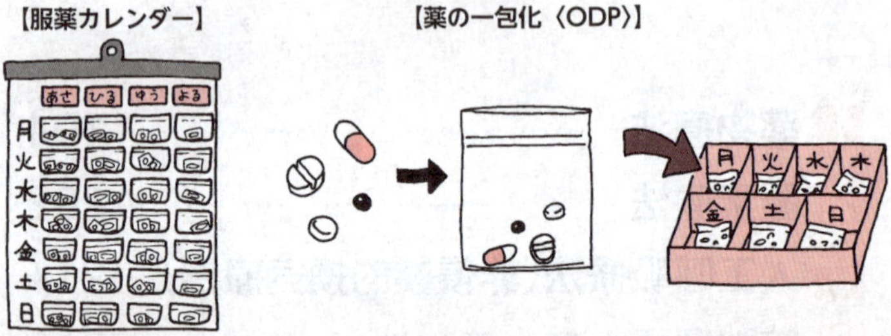

服薬状況の把握

◆【服薬コンプライアンス】：在宅療養では**服薬管理**が中心になることが多いため，**服薬コンプライアンス**（療養者がどの程度，医師の指示通りに服薬しているかという視点）が大切である。

◆【服薬管理が行えていない場合】：その理由を把握し，療養者・家族と一緒に解決法を考える。

①服薬管理能力の状況観察：病態，理解力の程度，**ADL**，介護力，生活パターン，視力や手指機能低下など

②服薬状況の確認：種類・量・回数・時間など

→飲み忘れ，飲み過ぎ，飲み間違えがないように飲み方を工夫する。

・**服薬カレンダー**や服薬箱（市販），空の菓子箱の活用

・**薬の一包化**〈**ODP**；one does package〉

③保管状況や残薬量の確認

④薬の効果・副作用，食品との相互作用の観察

医師および薬剤師との連携

◆関係職種と連携をとりながら，服薬コンプライアンスを高めていく。

◆看護師は服薬状況をアセスメントして，随時，医師や薬剤師と連携を行う。必要時，薬の形状や**投与方法の変更**を検討する。

◆特に高齢者は長期にわたり多くの薬を服用していること（**多剤併用**）が多いため，**おくすり手帳**の活用も医療連携につながる。

◆薬剤師*は**医師の処方せん指示**に基づき，薬の調達のほか，服薬支援を行う。**訪問薬剤指導（訪問薬剤管理指導）**を活用する。

＊2013（平成25）年4月より**在宅療養支援認定薬剤師制度**が開始された。

外来通院中の在宅療養者に対するケア（麻薬投与・外来化学療法）

◆【麻　薬】：がんの**疼痛コントロール**時に麻薬を使用する場合が多い。

①確実な投与

・医師に指示された薬剤を確実に投与する。

・疼痛の程度を見ながら，WHO 3段階除痛ラダー（NSAIDsなどの非オピオイド，コデインなどの弱オピオイド，モルヒネやフェンタニルなどの強オピオイド）に準じて段階的に使用する。

・がん疼痛緩和療法の5つの基本原則に沿って行う（p.184 表7-3）。

・疼痛部位や強さをペインスケール（フェイススケールなど）で表現してもらい，疼痛アセスメントを行う。

・麻薬による**便秘**や**嘔気**・**嘔吐**，**眠気**などの副作用を観察し，緩下剤や制吐剤の併用を考慮する。

②麻薬の取り扱い

・在宅では，療養者や家族が麻薬管理を行うため，服薬・管理方法を指導する。

・使用しなくなった麻薬は，処方先の医療機関や薬局へ返品するよう指導する。

③関係職種との連携：経口，坐薬，注射薬，経皮吸収型製剤（パッチ）など様々な**投与経路**がある。医師と連携して状況に応じ投与方法の変更

を検討する。また，疼痛管理を行うには，薬剤師やヘルパーなどと連携する必要がある。

◆【化学療法】：近年は外来でのがん化学療法が多くなり，ライフスタイルを変えず，治療継続ができるようになった。外来看護師も含め，副作用への対応や仕事が継続できるよう**就労支援**，**精神的サポート**を行うことが必要である。

①服薬アセスメント：**経口の場合**は，回数・時間・方法，飲み忘れや間違いがないか観察する。

②副作用の観察：抗がん薬によって異なるが，主に消化器症状（**嘔気・嘔吐**），口内炎，骨髄抑制（白血球減少，血小板減少），脱毛，皮膚障害，食欲不振などを観察する。

③日常生活支援：食事の工夫や**感染予防**（手洗いや含嗽，口腔ケア，マスク着用），清潔保持，睡眠・運動など

④緊急時の対応：病状変化を予測し，異常の早期発見に努め，24 時間体制を整えておく。

放射線治療・検査に関するケア

◆【放射線治療と照射範囲】：**局所治療**であるため，放射線を受けた範囲に作用する。

◆【副作用の観察】

・副作用は，照射部位，方法，年齢などにより**個人差**が大きい。

・放射線を当てた部分に，発赤や瘙痒感など**皮膚障害**がおこるため，清潔と保護に注意し，機械的刺激を避ける。

・**放射線宿酔**（全身倦怠感，食欲不振，嘔気・嘔吐，めまいなど）は，放射線照射開始数時間後から出現する。一過性であるため，状態に合わせて水分補給や栄養摂取を促す。

◆【セルフケア支援】：治療開始から 90 日以内におきる**急性有害事象**や 90 日以降におきる**晩期有害事象**に対し，食事や口腔ケア，睡眠，休息，感染予防などセルフケア支援を行う。

◆【精神的サポート】：不安があれば，**傾聴**するなどして治療継続ができるよう精神的サポートを行う。

看護師国家試験　一般問題

☑ 訪問看護師がAさんを訪問すると，1週前に処方された内服薬がほとんど服薬されず残っていた。Aさんの認知機能に問題はない。
この時点で行う訪問看護師の対応で適切なのはどれか。103-P71（追加試験）

1 服薬に対する考えを聞く。
2 服薬の必要性を説明する。
3 このまま自己管理をしてもらう。
4 毎回，訪問看護師が与薬することを提案する。

解答・解説

1 ○認知機能に問題がないため，まずは，服薬に対する思いや考え方を表出してもらい，服薬状況のアセスメントをする必要がある。
2 ×必要性を説明する前に服薬に対する考えを聞いておく必要がある。
3 ×内服薬がほとんど服薬されず残っており，このままの自己管理は困難である。
4 ×認知機能に問題がないため，自己管理が可能と考えられる。

☑ 86歳の男性。一人暮らし。内科と整形外科とを受診している。記銘力低下のため，これまでに内服薬の飲み忘れ，飲み間違いがあった。居宅サービスは訪問看護のみを受けている。
内服をより確実にするのはどれか。**2つ選べ。** 99-P80

1 2か月分ずつの処方
2 診療科ごとの内服指導
3 保険薬局の薬剤師の訪問
4 ケアマネジャーによる内服薬の管理
5 内服1回量ごとの包装（ODP：one dose package）

解答・解説

1 ×内服薬の飲み忘れは処方される期間に関係なく起こる。むしろ2か月分の処方では量が増えることから内服薬の管理が難しく飲み間違いを起こしやすくなる。
2 ×2つの診療科からそれぞれ内服指導を受けると複雑になり薬の飲み間違いを引き起こしやすくなる。分かりやすく単純で明快であることが記銘力低下によるリスクを回避することになる。

3 ○薬剤師の訪問では，その家庭環境にふさわしい服薬指導ができる。
4 ×内服薬の管理は訪問看護の役割であり，ケアマネジャーの役割ではない。
5 ○内服 1 回量ごとの包装にすることによって，服薬は毎回 1 包を飲むという単純で明快な行動になることから，内服薬の飲み忘れ，飲み間違いのリスクを回避するのに有効である。

☑ A さん（60 歳，男性）は，1 年前に膵癌と診断されて自宅で療養中である。疼痛管理はレスキューとして追加注入ができるシリンジポンプを使用し，オピオイドを持続的に皮下注射している。
訪問看護師の A さんへの疼痛管理の指導で適切なのはどれか。104-P71
1 シリンジの交換は A さんが実施する。
2 疼痛がないときには持続的な注入をやめてもよい。
3 レスキューとしてのオピオイドの追加注入は A さんが行う。
4 レスキューとして用いるオピオイドの 1 回量に制限はない。

解答・解説

1 ×シリンジ交換は，原則として訪問看護師または医師が行う。しかし，在宅で用いられるシリンジポンプの容量が少ないものについては，患者本人または家族が交換を行えるよう指導する場合もある。
2 ×疼痛がないのは持続的に麻薬を使用しているからこそであり，一定の血中濃度を維持するためには注入を継続する必要がある。鎮痛が図れているかなどの状況を観察，確認し主治医に報告する。
3 ○疼痛の程度は，A さん自身にしか分からないことなので，追加注入は本人が行う。ただし，レスキューの回数や時間間隔については医師の指示を確認しておく。
4 ×3とも関連するが，一回の量は予め決めておく。

☑ 64 歳の女性。下咽頭癌と診断され放射線療法を開始した。
治療中の生活指導で適切なのはどれか。99-A52
1 脱毛が起こるのであらかじめ髪を短く切る。
2 倦怠感が出現したら治療を休んでよい。
3 痛みを伴う口内炎では含嗽は控える。
4 入浴時に照射部位をこすらない。

解答・解説

1 ×放射線療法で照射範囲に頭部が含まれ，治療線量の照射を受けると脱毛するが，別の部位への照射では抜けない。したがって，病名は下咽頭癌であることから照射部位は頸部と考えられる。

2 ×治療は継続することで効果が得られるため，治療を中断することなく続けられるよう援助していき，症状の予防や軽減に努める必要がある。

3 ×照射野内の粘膜に口内炎が生じ，発赤，浮腫により疼痛を伴う。最も目立つ局所症状である。含嗽を中断するのではなく刺激物の摂取を徹底して避け，増強因子が分かれば取り除き，栄養摂取の維持・改善，口腔咽頭内・皮膚の清浄化に努め，混合感染を防止する。

4 ○治療中の生活指導として，入浴時，照射部位の保護が重要となる。また，皮膚につけられたマーキングは照射部位の再現性を確保するうえで重要な目印となるため，患者に消さないように注意してもらうことを説明する。

☐ Aさん（48歳，女性）は，子宮頸癌の手術を受けた。その後，リンパ節再発と腰椎への転移が発見され，放射線治療を受けた。現在は外来で抗癌化学療法を受けている。癌性疼痛に対しては，硫酸モルヒネ徐放錠を内服している。

Aさんへの外来看護師の対応で適切なのはどれか。100-P54

1「吐き気がしても我慢してください」

2「毎日，1時間のウォーキングをしましょう」

3「家族に症状を訴えても心配をかけるだけです」

4「便秘で痛みが強くなるようなら，緩下剤で調節してください」

解答・解説

1 ×吐き気がある場合は制吐剤を内服，また，嘔吐がある場合は経口以外の投与経路で対応することができるため，我慢する必要はない。

2 ×モルヒネの副作用にふらつきや浮遊感，眠気，呼吸抑制などがあるため，毎日，1時間のウォーキングを勧めることは適切ではない。

3 ×癌性疼痛の治療では痛みを上手く表現でき他者に知ってもらうことが重要であり，決して痛みを我慢させたりしてはいけない。また，医療者だけでなく家族にも伝え，協力してもらったり，支えてもらったりすることが必要となる。

4 ○モルヒネは消化管運動の抑制作用があるため，副作用として便秘はよくみられる。したがって，モルヒネ使用時，緩下剤は始めから内服する。

薬物療法

看護師国家試験　状況設定問題

Aさん（74歳，女性）は，右肺尖部癌と診断され，外科的治療は困難で，外来で抗癌化学療法を実施していた。半年後，胸壁への浸潤が進行したため，抗癌化学療法目的で入院した。Aさんは5年前に夫を亡くしてからは1人暮らしをしており，入院前は，近所に住むAさんの娘が毎日訪問していた。

☐ 入院後，呼吸苦と前胸部の痛みに対して，緩和ケアチームが関わることを主治医がAさんに提案した。その後，Aさんは病棟看護師に「私は末期ではないのになぜ緩和ケアを受けるのですか」と尋ねた。

病棟看護師の説明で適切なのはどれか。101-A94

1 「有効な治療方法がないので緩和ケアに切り替えましょう」
2 「痛みが我慢できるなら緩和ケアを受ける必要はないですね」
3 「緩和ケアは病気の段階とは関係なくつらい症状を緩和するものです」
4 「痛みを軽減するための麻薬が処方できるのは緩和ケアチームの医師に限られるからです」

☐ Aさんは抗癌化学療法を開始したが，副作用が強かったため，「治療をやめて家で過ごしたい」と希望し，退院した。退院後3日，訪問看護が開始された。

訪問看護師が今後注意すべきAさんの症状はどれか。101-A95

5 構音障害
6 聴力の低下
7 片麻痺の出現
8 上肢の強い痛み

☐ Aさんは現在，在宅酸素療法2L/分に加えて定期薬としてオキシコドン塩酸塩水和物徐放薬10mgを1日2回内服し，臨時追加薬としてオキシコドン塩酸塩水和物を使用している。

訪問看護師がAさんに対して行う疼痛管理の指導として適切なのはどれか。101-A96

9 痛みがないときは定期薬の内服を中止する。
10 食事が食べられなかったときは，定期薬の内服を中止する。
11 臨時追加薬を内服した日付と時刻とを記録する。
12 痛みが強いときは，臨時追加薬は間隔を空けずに追加内服する。

解答・解説

1 ×緩和ケアは苦痛の軽減により全身の活性化を高める有効な治療方法であること，また他の有効な治療方法との併用もあることから不適切な説明である。

2 ×痛みの感じ方には個人差があり，痛みが我慢できない時点で始めるものでない。緩和ケアは苦痛を軽減して療養生活を有意義に過ごすためのケアである。

3 ○癌治療の初期段階から行う身体的・精神的な苦痛を和らげるための治療であることから正しい。

4 ×麻薬を処方できるのは医師，歯科医師，獣医師に限定されているが，緩和ケアチームとは限らない。

---

5 ×肺尖部癌による器質性構音障害，運動性構音障害の出現は考えられない。

6 ×抗癌化学療法の副作用で聴力の低下はなく，肺尖部癌の進行により出現することもない。

7 ×神経系の疾患ではなく，片麻痺は出現しない。

8 ○癌が首の方へ浸潤すると，首から出る神経が刺激されて，肩から腕に痛みやしびれが出ることから，病気の進行を知る手がかりとして上肢の強い痛みに注意する。

---

9 ×定期薬によって血漿中オキシコドンの一定の血中濃度が保たれ，疼痛緩和が達成できている。定期薬の内服を中止することはない。

10 ×血中濃度を一定に保つために，一日に決められた回数の定期薬の内服が必要である。食事を摂らずに服用しても胃を痛めることはなく，内服を中止する理由はない。

11 ○臨時追加投与，レスキュードーズを用いるのは，通常の服薬で疼痛緩和が達成できない突発痛に対してであるので，痛みの程度を知り痛みをアセスメントするためにも，また定期薬との関連を図るためにも記録は必要である。

12 ×定期薬では緩和できない突発痛には臨時追加薬の内服をするが，間隔を空けずに追加内服するものではない。むしろ，そのような状況は定期薬の量が不十分と考えられ，主治医に相談する必要がある。

2 酸素療法

学習の要点

在宅酸素療法〈HOT；home oxygen therapy〉は，1985（昭和60）年の健康保険適用に伴い在宅生活が可能となり，治療およびQOL向上や社会復帰につながります。

在宅酸素療法中の療養者

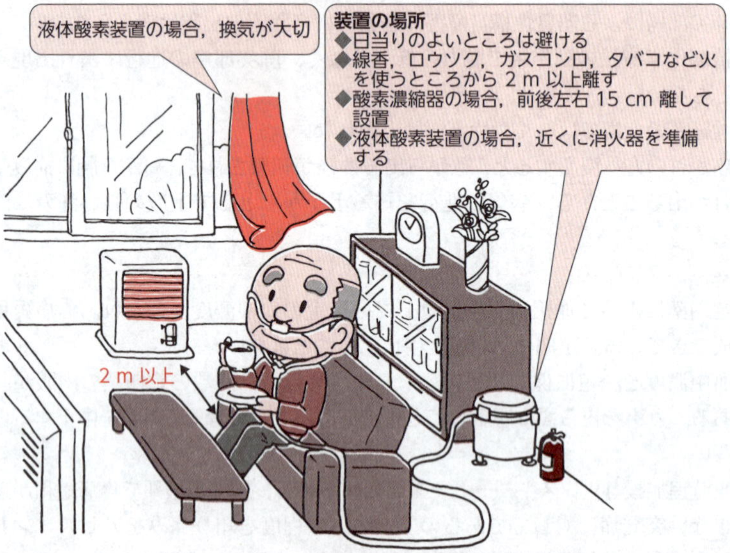
液体酸素装置の場合，換気が大切
装置の場所
◆日当りのよいところは避ける
◆線香，ロウソク，ガスコンロ，タバコなど火を使うところから 2 m 以上離す
◆酸素濃縮器の場合，前後左右 15 cm 離して設置
◆液体酸素装置の場合，近くに消火器を準備する
2 m 以上

酸素自体が燃えることはないが，燃えているものをさらに燃えやすくする性質がある

対象者

◆【目　的】：低酸素血症の改善または予防，生命予後の延長，**社会復帰**，**ADL の拡大**と **QOL の向上**

◆【適　応】：主な対象疾患は，慢性閉塞性肺疾患〈COPD；chronic obstructive pulmonary disease〉，肺結核後遺症，肺線維症・間質性肺炎，肺癌など

◆【在宅酸素療法の保険適応基準】

①**高度慢性呼吸不全例**：動脈血酸素分圧 55 mmHg（Torr）以下の者，および動脈血酸素分圧 60 mmHg（Torr）以下で睡眠時または運動負荷

時，著しい低酸素血症をきたす者であって，医師が在宅酸素療法を必要と認めた者

②肺高血圧症

③慢性心不全

④チアノーゼ型先天性心疾患

機器の種類

◆【酸素供給装置の種類と選択】：酸素濃縮装置・液体酸素装置・携帯用酸素ボンベの３種類がある。医療機関からレンタルでき，療養者の状態や生活に応じた機器の選択ができる。

①酸素濃縮装置

・操作は簡単だが，電源を必要とするため，停電時用の酸素ボンベが必要となる。

・設置条件：直射日光を避ける，２ｍ以内火気厳禁，機器の周囲前後左右 15 cm 以上離す。

②液体酸素装置

・設置型（親容器），携帯型（子容器）がセット。電気が不要であり，停電時にも使用できる。酸素は－183℃で液化でき，高濃度・高流量の確保ができる。

・小型で軽量，長時間外出に便利だが，機内へ持ち込めない。携帯型（子容器）に充填する際，引火に気をつける。

・設置条件：直射日光を避け，こまめに換気を行う。火気より２ｍ以上離し，近くに消火器を準備する。

酸素濃縮装置

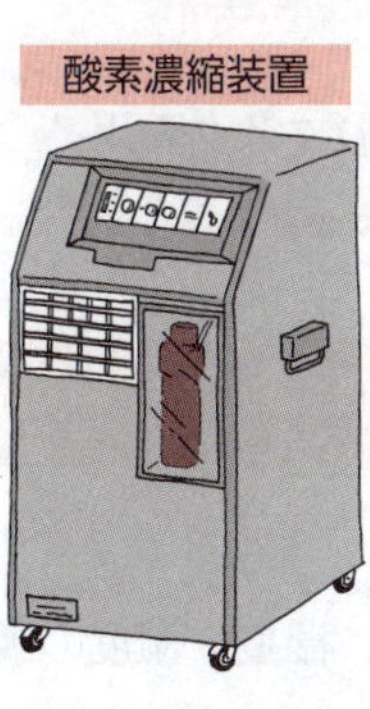

液体酸素装置

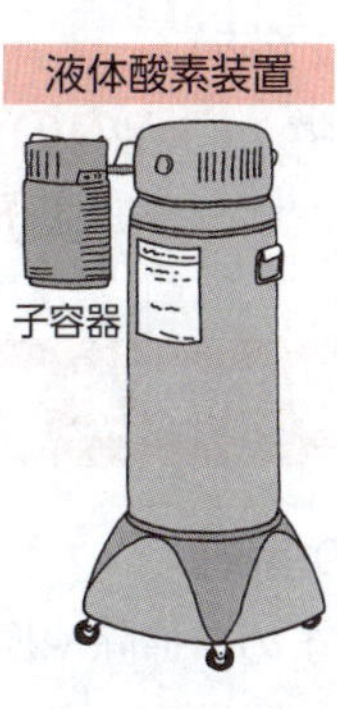

第8章　在宅における医療管理を必要とする人と看護

③携帯用酸素ボンベ

・高流量に対応でき**電源が不要**なため，外出や緊急・災害時に使用する。
・キャスター付ウォーカーやリュックタイプのものに入れて移動する。
・長時間外出時は酸素使用量の節約のため，**酸素節約器具**（呼吸同調型酸素供給調節器など）を使用する。
・設置条件：直射日光を避け，**高温にならない場所**に保管。周囲に引火性・発火性のあるものを配置しない。

携帯用酸素ボンベを使用する療養者

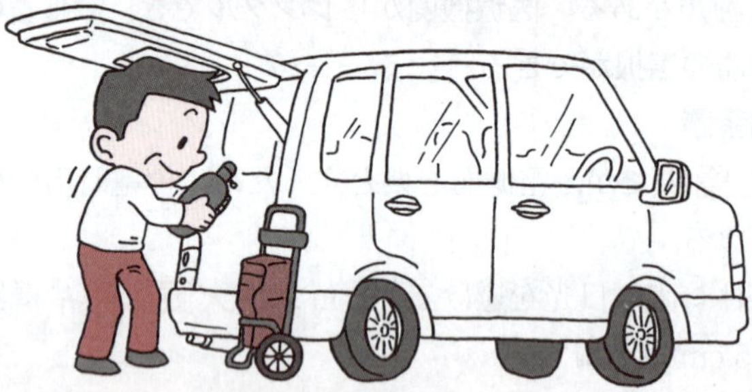

合併症の予防

◆【異常の早期発見】：呼吸状態・全身状態の観察

・息切れ，動悸，咳嗽や痰，浮腫や体重増加，低酸素症状（頻脈，呼吸困難，発汗，眠気など）
・**高二酸化炭素血症（CO_2ナルコーシス）**：意識障害，頭痛，めまいなど

◆【呼吸器感染の予防】

・手洗い，含嗽，**口腔内の清潔**，外出時のマスク着用
・インフルエンザの季節は**予防接種**を勧める。

在宅における安全管理と支援

◆【日常生活への指導】

①住環境：こまめな掃除や換気，乾燥予防，温度・湿度の調整

②食　事：高エネルギー・高蛋白で栄養バランスのある食事。ガスが発生しやすい食物（いも類など）は避け，ゆっくり摂取し腹八分目。調理時は，引火を避けるため電気調理器具を使用する。

③排　泄：便秘の予防（怒責に注意），緩下剤の使用

④運　動：医師と相談し，筋力低下予防のため適度な運動をする。

⑤禁　煙：療養者だけでなく，家族や来客にも理解を得る。

⑥清　潔：体力の消耗を避ける入浴方法や福祉用具の検討。低めの湯温で短時間

◆【精神的支援】：生活意欲の向上を促し，散歩や外出，旅行など社会参加や生活範囲の拡大を支援する。

◆【セルフケアの確立】

①自己観察：在宅療養日誌に一般状態，日常生活の状況を記録してもらう。

②HOTへの理解

・酸素吸入量・時間，残量の確認を習慣付ける。

・医師から指示された酸素流量を守り，自己判断で変えたり中断しない。

・定期的な受診を勧める。

・安全の確保：ロウソクや蚊取り線香などの火気厳禁

◆【呼吸リハビリテーション】

・呼吸訓練法：口すぼめ呼吸，腹式呼吸

・排痰法：体位ドレナージ，スクイージング（呼吸介助法）など

◆【機器の管理指導】

①フィルター：掃除機でほこりを取り，洗浄してきれいな状態にしておく。

②加湿器：1日1回精製水の交換・補充（煮沸させ冷ました水の代用など）

③チューブ類：週1回程度洗浄し，水気を取り，干して乾燥させる。延長チューブは，活動範囲に合わせて長さを調節し，閉塞や屈曲の防止，転倒予防を行う。

◆【緊急時の対応】：目につく場所に，緊急時の連絡先を明記し，携帯用酸素ボンベの準備をする。

◆【社会資源の活用】：身体障害者手帳の取得（内部障害のため）

酸素療法

看護師国家試験　一般問題

☑ 在宅酸素療法について正しいのはどれか。103-P74（追加試験）

1 酸素濃縮器は寝室に常設する。
2 酸素を吸入しながら入浴できる。
3 酸素流量は療養者が自覚症状に合わせて調整する。
4 外出できない療養者には携帯型酸素ボンベは必要ない。

解答・解説

1 ×寝室に常設する必要はなく，生活範囲に応じた場所に常設する。その際，直射日光や火気源を避ける必要がある。
2 ○入浴は，循環状態の変化や酸素消費量が多くなるため，必ず酸素吸入は必要である。入浴時は，熱い湯を避け，短時間に入るなど体力の消費を避けるよう指導を行う。
3 ×医師に指示された流量を守る必要があるため，自覚症状に合わせて調整しないよう，療養者に説明する必要がある。
4 ×停電や災害時など非常時にも必要であるため，外出できない療養者でも準備しておき，使用方法なども知っておく。

☑ 在宅酸素療法（1 L/分 24 時間）を行っている療養者の居住地域で 2 週間後に日中 3 時間の停電が予定されている。
停電への対応で最も適切なのはどれか。103-P74

1 事前の呼吸訓練　　2 医療機関への入院
3 自家発電器の購入　　4 携帯用酸素ボンベの準備

解答・解説

1 ×在宅酸素療法は，酸素を取り入れる呼吸機能低下のある患者に対して，医師より酸素を処方されて吸入するものである。酸素供給ができなくなるのに備えての呼吸訓練は適切でない。
2 ×住み慣れた自宅で生活するために在宅酸素療法が導入されているので，停電のために入院する必要はない。
3 ×自家発電器は，企業や医療施設などが災害などに備えて事前に設置するものである。また，家庭用自家発電器も種類によっては一酸化炭素を発生するものもあり，使用には危険が伴うので勧められない。

4 ○在宅酸素療法は，自宅では設置型の酸素供給器を用い，外出時は携帯用酸素ボンベを用いる。3 時間という停電時間があらかじめ分かっているので，酸素機器供給会社に依頼して酸素ボンベを余分に準備しておくよう指導する。

☐ A さん（70 歳，男性）は，1 人で暮らしている。慢性閉塞性肺疾患のため 1 週前から在宅酸素療法（0.5 L/分，24 時間持続）が開始された。A さんは階段の昇降時に息切れがみられる。

自宅での入浴の方法に関する訪問看護師の説明で最も適切なのはどれか。

104-P70

1 脱衣は看護師が全介助する。
2 浴槽に入ることは禁止する。
3 身体を洗うときはシャワーチェアを使う。
4 入浴中は携帯用酸素ボンベを利用できない。

解答・解説

1 ×本人は階段昇降で息切れがみられるものの 1 人暮らしができており，脱衣動作の負荷は軽く介助は不要である。

2 ×入浴は酸素消費量が多く体力を消耗するので負担の少ない入浴方法とし，水圧による呼吸の負担を避けるため肩まで浸からない。浴槽に入ることは禁止しない。

3 ○入浴動作は負荷がかかりやすいので，シャワーチェアに座って洗身するほうが楽であり適切である。

4 ×吸着型酸素濃縮器の延長チューブは 15～20 m あり，浴室にはチューブが利用できる。携帯用酸素ボンベは停電や外出時に利用するものであるが，浴室で利用できない理由はない。

☐ A さん（68 歳）は要介護 1 で，1 人で暮らしている。間質性肺炎のために在宅酸素療法が開始された。

A さんのサービス担当者会議で訪問看護師が行う提案で適切なのはどれか。

102-P56

1 炊事の禁止
2 毎日の体温測定
3 1 人での外出禁止
4 訪問入浴サービスの導入

解答・解説

1 ×在宅酸素療法が開始したので，火気に十分気をつける必要はあるが，炊事のすべてを禁止する必要はない。

2 ○間質性肺炎の急性増悪では発熱する。急性増悪では致命的となることもあり，その早期発見・早期対応のために毎日の体温測定は欠かせない。

3 ×要介護1であるが，自力の歩行が可能であれば外出を禁止する必要はない。酸素ボンベを専用カートに入れて持ち運び，在宅酸素療法を中断することなく外出することができる。

4 ×日常生活がさらに困難となり入浴動作で呼吸困難が著明になれば，訪問入浴サービスの導入を検討することになるが，現時点での導入は考えられない。

看護師国家試験　状況設定問題

70歳の女性。1人暮らし。肺気腫で在宅療養をしていた。夫とは死別し，長女は隣県に住んでいる。要支援2。介護予防訪問介護を利用していた。咳・痰の症状に加え呼吸困難感が増強したために入院した。今後も自宅での療養を強く希望している。

☐ 入院後，安静を保ち，酸素療法と薬物療法とで症状が軽減した。酸素流量の指示は1L/分，患者は酸素ボンベを引いて歩行可能であるが，ベッド上で臥床していることが多い。自宅での日常生活動作の不安を訴えている。
病棟看護師が退院準備として支援するのはどれか。98-P91

1 可能な限り安静を促す。
2 長女との同居を勧める。
3 呼吸リハビリテーションを勧める。
4 ポータブルトイレの使用を勧める。

☐ 退院後は自宅でも酸素療法の継続が必要である。
病棟看護師が行う在宅酸素療法の指導で正しいのはどれか。98-P92

5 入浴時も酸素吸入を継続する。
6 台所で火気を使用する場合は換気をする。
7 呼吸困難感が増強する時は酸素流量を増やす。
8 加湿器の蒸留水の補充は訪問看護師に任せる。

☐ 退院にあたり，サービス担当者会議が開催されることとなった。
会議で検討する内容で優先度が**低い**のはどれか。98-P93

9 訪問診療
10 緊急時の対応
11 介護予防訪問介護の利用回数
12 介護予防短期入所生活介護の利用時期

解答・解説

1 ×安静にする必要はない。酸素吸入をすればこれまでとほぼ同じように生活できることを理解できるように説明する。
2 ×患者は自宅療養を希望しており，現段階で看護者が同居を勧める必要はない。

3 ○頸部をまわしたり，腹式呼吸をするなどして補助呼吸筋群の緊張を解いて，効果的で安楽な呼吸ができるようにする。また労作時は口すぼめ呼吸の方法を指導する。

4 ×患者の行動範囲を考慮した長さの酸素チューブを準備するので，酸素吸入をしたまま室内を移動できることを説明する。

5 ○入浴中は，循環状態が変化し呼吸にも影響を及ぼして低酸素状態になりやすいので，必ず酸素吸入をしながら入るように説明する。

6 ×酸素は助燃性があり，吸入しながらのガス調理は危険である。調理器具は，火を使わない電磁調理器の使用を勧める。

7 ×呼吸困難が増強した場合でも独断で酸素を増やすことは，CO_2 ナルコーシスを引き起こす危険があるので行わない。指示量以外に勝手に変更しないようにすること，また口すぼめ呼吸や腹式呼吸を行い，呼吸を整えるように指導する。

8 ×酸素供給器の加湿器の蒸留水は，最低でも週1回必ず患者自身が交換し補充も行う。器材の使用管理方法は，入院中から患者が行えるように指導を行う。

9 ○酸素療法が開始されたので，定期的かつ継続的な状態把握のため訪問診療は必要である。

10 ○呼吸困難などの症状が増強したり器材がうまく作動しないなど，これまで体験したことのない状況に直面することが考えられる。病状悪化時の連絡先や器材についての不具合や相談などについての連絡先を明確にしておくことは重要である。

11 ○介護予防訪問介護の利用回数や支援内容について，入院前のままでよいかどうかの再検討が必要である。

12 ×患者は自宅での生活を強く希望しているから，このサービスの利用を現段階で検討する必要はない。

第8章 3

人工呼吸療法（非侵襲的喚気療法）

学習の要点

在宅人工呼吸療法〈HMV；home mechanical ventilation〉は1990年に保険適応となりました。急性増悪を予防し，呼吸療法が継続できるよう支援します。侵襲的換気療法も含めて説明します。

人工呼吸療法中の療養者

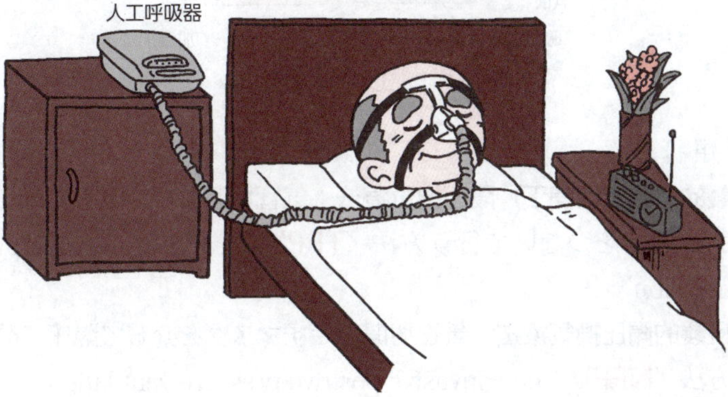

対象者

◆【目　的】：肺胞換気量の維持，ガス交換の改善など呼吸の補助・管理を行い**肺機能の維持**や**病状安定**を図る。

◆【適　応】：神経・筋疾患（**筋萎縮性側索硬化症**〈**ALS**〉，**筋ジストロフィー**など）や**睡眠時無呼吸症候群**，呼吸器系疾患（**COPD**や肺結核後遺症など）による慢性呼吸不全

人工呼吸器の原理・構造

◆人工呼吸器は，高い圧をかけて加圧し強制的にガスを肺内に押し込む。そのため，肺内圧は自然呼吸時の陰圧と違い，**陽圧**となる（図8-1）。

・**吸気時**は，呼気弁が閉じた状態で吸気弁が開き，加温加湿器を通ってガ

スが肺に送気される。

・呼気時は，吸気弁が閉じガスの送気は止まる。同時に呼気弁が開き，肺からガスが大気に出る。

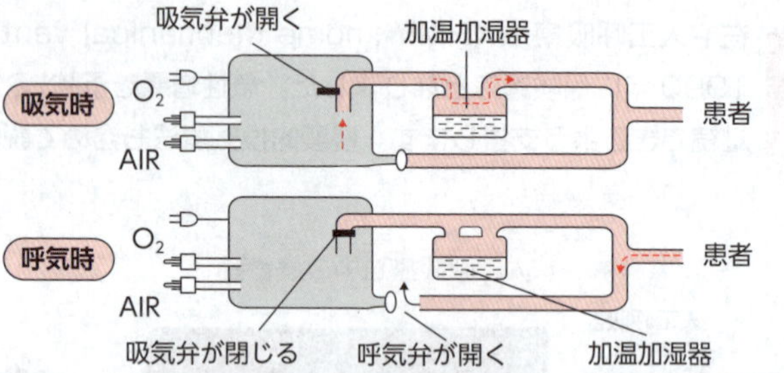

図 8-1　人工呼吸器の仕組み

◆【種　類*】

①侵襲的（気管切開下）陽圧換気療法：気管切開を行い気管カニューレに人工呼吸器をつないで行う方法〈TPPV；tracheal positive pressure ventilation〉

②非侵襲的陽圧換気療法：気管切開をせずマスクを介して陽圧で酸素を送る方法〈NPPV；non-invasive positive pressure ventilation〉

＊睡眠時無呼吸症候群の治療法として持続陽圧呼吸療法〈CPAP〉も増加している。

表 8-1　人工呼吸器の種類と特徴

	侵襲的陽圧換気療法〈TPPV〉	非侵襲的陽圧換気療法〈NPPV〉
利　点	・気道確保と吸引が確実にできる	・気管切開の必要はない ・装着・着脱が簡単 ・会話が可能
欠　点	・気管切開部からの感染が起きやすい ・吸引が常に必要である ・会話が不自由 ・介護負担が大きくなりやすい	・マスクの違和感や圧迫部の皮膚トラブル ・目や鼻の乾燥・疼痛

◆【在宅で使用する人工呼吸器の特徴】

・様々な機種があり，医師が選択する。シンプル，小型軽量など在宅での管理可能な機種が望ましい。

・人工呼吸器（回路）は医療機関からレンタルできる。

・NPPV で使用するマスクには，トータルフェイスマスク，フルフェイスマスク，口鼻マスクなどがある。

気道浄化のケア

◆【気管切開をしている療養者】：自力での気道内分泌物喀出が困難であり，貯留により呼吸困難や肺合併症，窒息を引き起こす。吸引や排痰ケアを確実に行うことが重要である。

◆【気管切開部の管理】：気管カニューレとは，切開した気管孔に挿入して呼吸確保する方法であり，様々な種類がある。気管切開部は，1日1回ガーゼ交換をして清潔保持に努める。定期的な気管カニューレの交換，カニューレの閉塞・抜去，カフ圧の確認を行う。

◆【吸　引】

- 在宅では卓上タイプの吸引器が多い。
- 在宅にある空き瓶や容器を利用して，口腔・鼻腔用と気管用と区別して吸引を確実に行う。
- 2012（平成24）年4月より「社会福祉士および介護福祉士法」の一部改正により，介護職員等による喀痰吸引等（痰の吸引・経管栄養）が開始された。

◆【排痰ケア】：スクイージングや体位ドレナージを行う。

合併症の予防

◆【異常の早期発見】

- 呼吸状態（低酸素血症や CO_2 ナルコーシスの有無など）などバイタルサイン，水分バランス（摂取量・尿量，浮腫の有無など）の観察
- パルスオキシメーター（経皮的動脈血酸素飽和度の測定）の活用
- NPPVの場合：マスクによる圧迫感や不快感，スキントラブル，口腔内・鼻腔内の乾燥など

◆【呼吸器感染の予防】

- 痰の状態（色・性状，量），発熱，呼吸困難の有無の観察
- 含嗽，手洗い，排痰ケア（気管内吸引，ネブライザー，加湿など）

◆【気道閉塞】：適宜吸引してカニューレ管理を確実に行う。

在宅における安全管理と支援

◆【療養者・家族への主な指導】

①人工呼吸器の管理

・**設定値の確認**：換気モード，呼吸回数，1 回換気量，アラーム設定など。設定は医師の指示に従う。

・**アラーム作動状況**

・加温加湿器の管理：水の交換

・呼吸回路の点検とメンテナンス：閉塞やねじれ・破損の確認，水滴の破棄など

・NPPV のマスクの確認と手入れ：マスクからの漏れの有無，装着部位の皮膚状態（発赤，水疱の有無）の観察

・電源の確保

②起こりやすいトラブルへの対応

・閉塞，空気漏れ，回路の破損・外れ，気管カニューレの**カフ圧異常**などがおきた場合，吸引や排痰ケア，機器供給会社や医療者への連絡，予備物品（交換用回路，バッテリーなど）の確保をしておく。

・停電時（災害時）・緊急時の対応：バッテリーの準備，**バッグバルブマスク**の使用方法を習得しておく。

③在宅療養日誌記録の勧め：呼吸状態の観察，吸引回数，水分摂取量など

④療養環境の整備：ベッドや人工呼吸器の配置の工夫，**介護者の動線**に配慮することなど

⑤日常生活上のケア：清潔・排泄・食事ケアなど

◆【コミュニケーション方法の工夫】：文字盤，コミュニケーションボード，筆談，意思伝達装置，携帯用会話補助装置など

◆【QOL の向上】：入浴，外出，旅行などは可能であるため，その支援を行う。

◆【精神的支援と家族の介護負担の軽減】：生死に直結する状態にあるため，家族の心身負担は大きい。介護状況を把握し，**レスパイトケア**も考慮に入れ，社会資源の活用など支援体制を整える。

看護師国家試験　一般問題

☑ 気管切開による 24 時間の在宅人工呼吸療法を行う患者と家族への退院指導で適切なのはどれか。**2 つ選べ**。100-P87

1 入浴はできない。
2 外出や旅行は控える。
3 外部バッテリーを準備する。
4 呼吸器回路の予備を準備する。
5 加温加湿器には水道水を入れる。

解答・解説

1 ×気管切開部への湯の流入を防ぎながら行えば，人工呼吸器を装着したままでも入浴できる。

2 ×人工呼吸器を装着していても外出や旅行を控える必要はない。近年，人工呼吸器を搭載できる車椅子も開発されており，公的制度を利用して購入することもできる。外出にあたっては，吸引器や緊急時に備えて手動式蘇生バッグ（バッグバルブマスク）などを持参することと，それらの器材を操作できる介護者が付き添うことが必要である。

3 ○人工呼吸器はそれ自体に内部バッテリーが搭載されている機種もあるが，停電などの緊急時用であり短時間しか期待できない。外出専用の呼吸器を用いる場合もあるが，その場合でも人工呼吸器用バッテリーの準備が必要である。

4 ○移動中に呼吸器回路が緩んだり，引っ張られたりすることで容易に外れる可能性がある。それに備えて予備の回路を準備しておく。

5 ×水道水は，バクテリアなどによって汚染されている可能性があるため使用してはならない。

☑ 在宅人工呼吸療法の日常の管理で，療養者および家族への指導で適切なのはどれか。97-A85

1 フィルターの交換は業者が行う。
2 アンビューバッグの使用方法を練習する。
3 アラームが鳴ったら直ちに業者に連絡する。
4 加温加湿器内の滅菌蒸留水は週 1 回交換する。

解答・解説

1 ×業者でなく家族または療養者が実施する。交換は2週間ごとであるが，フィルターの種類によって異なる。ディスポーザブルで交換する場合と，取り外して洗剤を入れた温湯で洗い乾燥させて使う場合があるので，それぞれに応じた方法を指導する。

2 ○停電や人工呼吸器作動不良などの緊急時に備えて，アンビューバッグを用いた用手人工呼吸補助方法の訓練をしておく必要がある。

3 ×業者にすぐに連絡する必要はない。アラームが鳴ったら，まず呼吸器回路の外れがないか，回路内に水が溜まっていないか，痰がつまっていないかなどを確認し，それでも原因が分からない場合は病院に連絡をする。呼吸器自体の作動に問題がある場合は業者に連絡するよう指導する。

4 ×加温加湿器内の滅菌蒸留水は1日1回の交換とし，加湿器内に残った蒸留水への継ぎ足しは感染源となるので行わないよう指導する。

☐ 在宅人工呼吸療法中の患者の家族への指導内容で**適切でない**のはどれか。
95-A70

1 人工呼吸器の設定値変更の判断
2 アンビューバッグの使用方法
3 人工呼吸器の回路交換時期
4 痰の吸引手技

解答・解説

1 ×通常の設定値を確認することは指導するが，変更の判断は医師が行う。

2 ○緊急時の対応として，アンビューバッグでの呼吸確保は必要である。患者に必要な呼吸回数と適切な加圧など，基本的な知識は指導する。

3 ○2週間ごとに交換する場合が多いが，その他にも回路が汚染した時，使用中の回路の使用期限が過ぎた時には交換するように指導する。

4 ○人工呼吸療法中の患者は，気道内分泌物が多い。吸引して除去することで，気道閉塞や肺合併症，換気障害を予防できる。家族の理解度に合わせた指導をする。

人工呼吸療法（非侵襲的換気療法）

看護師国家試験　状況設定問題

Aさん（14歳，男子，中学生）は，両親と弟（7歳）との4人で暮らしている。Duchenne〈デュシェンヌ〉型筋ジストロフィーで2年前に誤嚥性肺炎を繰り返し，経鼻経管栄養法と在宅酸素療法とを開始した。その後，呼吸障害が進行し，非侵襲的陽圧換気による呼吸管理目的で入院した。Aさんは「特別支援学校に戻って友達に会いたい。夜に使うマスクに早く慣れたい」と訴えた。Aさんは自宅に戻って訪問看護を利用する予定である。身体障害者手帳（肢体不自由1級）が交付されている。

☐ Aさんと両親への呼吸管理の説明で最も適切なのはどれか。104-A115

1 鼻根の皮膚トラブルにはマスクを外す。
2 機器が故障したときは訪問看護師に連絡する。
3 機器が過剰送気を示したときは回路の点検をする。
4 息苦しいときは非侵襲的陽圧換気の設定を変更する。

☐ 退院後1週。夜間に落雷による停電が起こった。Aさんの父親から「まだ停電は続いていますが人工呼吸器は動いています。私は今から何をすればいいでしょうか」と慌てた様子で訪問看護師に電話があった。
この時点の訪問看護師の対応で最も適切なのはどれか。104-A116

5「救急車で病院に行きましょう」
6「主治医に連絡をとりましょう」
7「用手換気に切り替えましょう」
8「主電源を外部バッテリーに切り替えましょう」

☐ 退院後6か月。Aさんは特別支援学校に通学している。弟の小学校でインフルエンザが例年より早い時期から流行し始めた。弟はインフルエンザの予防接種を受けていた。Aさんの母親は「Aにインフルエンザがうつらないか心配です」と訪問看護師に話した。
母親への訪問看護師の助言として最も適切なのはどれか。104-A117

9「Aさんを隔離しましょう」
10「ショートステイを利用してみましょう」
11「予防接種について主治医に相談してみましょう」
12「弟さんは予防接種を受けているのでAさんにはうつりませんよ」

解答・解説

1 ×マスクによる皮膚トラブルは避けなければならない。呼吸管理上，マスクを外すのは不適切である。一時的に外しても皮膚トラブルの処置，マスクの吟味などの対処をして装着するようにする。

2 ×機器の故障に関しては，訪問看護師でなく酸素業者や人工呼吸器業者へ連絡をする。

3 ○過剰送気はホース回路の破損が起きている可能性が高く，回路の点検をするのは適切である。過剰送気のため鼓腸を起こすことがあるので本人・家族の注意を喚起しておく。

4 ×換気の設定は勝手に変更してはいけない。医師の指示に従うべき内容である。

5 ×本人の急変，急病ではないので救急車で病院に行くのは不適切である。

6 ×緊急時・災害時の対応については，在宅療養する前に本人・家族が指導を受け準備をしておくべき内容である。主治医に連絡する内容ではない。

7 ×本人は自発呼吸があり，非侵襲的人工呼吸器は補助換気のために使用しているので，停電のために用手換気をするのは不適切である。

8 ○内部バッテリーの残量は不確かなので，外部バッテリーに切り替えるのは適切である。推奨はメーカー純正品の外部バッテリー，メーカー推奨の外部バッテリー，医療用バッテリーであるが，車のシガーソケットからの電源確保（インバーターの利用），発電機，パソコン用 UPS の代用など複数の電源バックアップ手段のあることも理解しておく。

9 ×本人は感染源でなく，隔離する必要はない。

10 ×自宅に感染者がいない状況下で，インフルエンザ感染予防という目的はショートステイを利用する理由にならない。また，感染の可能性が自宅よりショートステイ先のほうが低いという根拠もない。

11 ○予防接種は本人の免疫力を高めるので，医師に相談するのは適切である。家族も含めた肺炎球菌ワクチンやインフルエンザワクチンの予防接種が勧められる。

12 ×弟以外の家族員から感染する可能性，特別支援学校で感染する危険性もある。人の集団では感染のリスクが高くなり，A が感染しないとは言えない。

第8章

4 膀胱留置カテーテル法

学習の要点

長期に膀胱留置カテーテルを使用している療養者は多いため，確実な管理が必要です。また，留置期間は最小限にして，早期抜去を検討していきます。

膀胱留置カテーテルを使用中の療養者

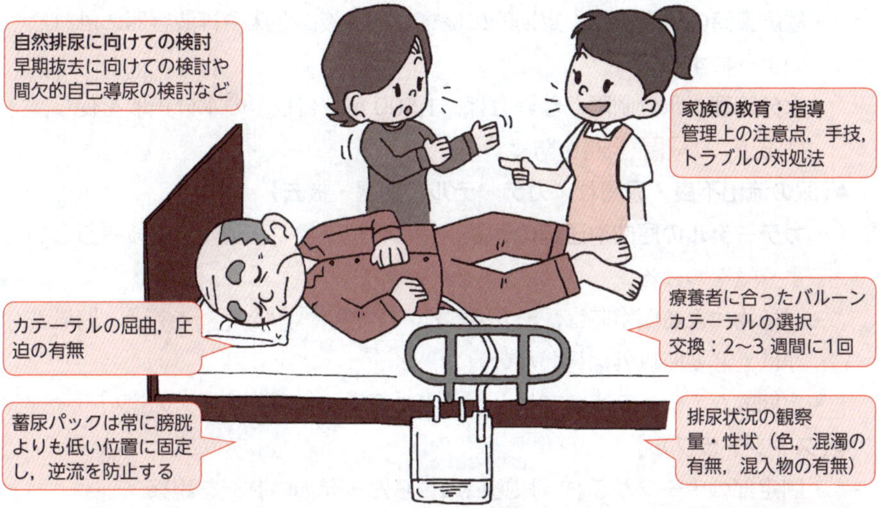

対象者

◆【目　的】：尿道から膀胱内にカテーテルを挿入して留置し，持続的に膀胱内の尿を排出すること

◆【適　応】：

①前立腺疾患，悪性腫瘍，神経筋疾患などによる**尿閉**

②脳血管障害などによる**神経因性膀胱**

③**尿失禁**で，褥瘡など皮膚疾患の悪化や感染の危険がある場合

◆【種　類】：尿道を通して管をいれる**経尿道的膀胱留置カテーテル**と腹部から直接膀胱に穴を開けて，管を留置する**膀胱瘻**がある。

合併症の予防

◆【尿路感染】

・**異常の早期発見**：尿路感染症状（**発熱**，混濁，血尿，浮遊物，倦怠感，疼痛など）があれば，医療者に連絡・相談する。尿検査や抗菌薬の投与を行う。

・**カテーテル挿入部の清潔保持**：毎日の陰部洗浄

・**蓄尿パックの位置**：常に**膀胱より低い位置**に固定（移動時も気をつける）

・**尿廃棄時の清潔操作**：定期的に廃棄し，排液口が床や排液容器に触れないようにする。

・**水分管理**：水分制限がなければ，1,500 mL/日以上の水分摂取を促し，**膀胱内の細菌停滞**を防ぐ。

◆【尿の流出不良・尿漏れ，カテーテルの閉塞・抜去】

・**カテーテルの屈曲や圧迫の確認**：特に体位交換や移動時は引っ張らないよう気をつける。

・浮遊物による閉塞時は，**ミルキング**の実施や**膀胱洗浄**を行う（膀胱洗浄は，必要時以外は行わない）。

・定期的なカテーテルの交換と療養者に合った材質やサイズの選択

◆【スキントラブル】

・固定部のテープかぶれ，尿道口のびらん・発赤の有無を観察

・**カテーテルの固定の仕方や位置の確認**：男性は**下腹部**，女性は**大腿部内側**に固定する。

在宅における安全管理と支援

◆療養者本人や家族介護者へ管理方法や合併症について指導しておく。

◆**【日々の状態観察】**：**在宅療養ノート**など，体温・1日の尿量・尿の性状（色，混濁，浮遊物の有無など）を観察して記録してもらう。

◆**【行動の拡大】**：レッグバックやポシェットなど蓄尿パックを工夫して，外出の機会を増やす。

◆**【トラブル発生時の対応】**：予備の1セットを常時，家庭に取り置いてもら

う。

◆【膀胱留置カテーテル法選択の際の注意点】：安易に膀胱留置カテーテルを選択せず，療養者の状態や家族の介護状況などからアセスメントし，排泄の自立復帰も考慮していく。

◆【医療廃棄物の処理】：カテーテルや蓄尿バック，注射器は医療廃棄物として処理する。

看護師国家試験　一般問題

☑ 在宅で長期に膀胱内留置カテーテルを挿入している男性患者。
カテーテル管理の指導で適切なのはどれか。94-A70
1 カテーテル交換は週に 3 回行う。
2 蓄尿バッグは膀胱の位置より低く保つ。
3 留置中は入浴をしない。
4 カテーテルを下腿内側に固定する。

解答・解説

1 ×異常がなければ，カテーテル交換は 1〜2 週間ごとにする。
2 ○蓄尿バッグは膀胱より低い位置に保つ。高い位置に固定すると尿が逆流し，尿路感染の原因となる。
3 ×蓄尿バッグをはずして，カテーテル接続口に滅菌のキャップをはめた状態で入浴できる。終了後はカテーテルの蓄尿バッグへの接続口を厳重に消毒して，バッグに接続する。
4 ×カテーテルが屈曲しないように固定する。男性はペニスを腹部側に倒し固定し，女性は腹壁または大腿内側に固定する。

☑ 76 歳の男性。前立腺肥大症による尿閉を繰り返したため，膀胱留置カテーテルを挿入することとなった。介助によって歩行可能で，認知症の症状はみられない。
訪問看護師が行う本人と家族への指導で適切なのはどれか。98-P45
1 ミルキングは看護師の訪問時に行う。
2 自宅の浴槽で入浴できることを伝える。
3 歩行時は蓄尿袋をカテーテルよりも高くする。
4 カテーテルの抜去を防止するため安静を促す。

解答・解説

1 ×膀胱留置カテーテルは，挿入した段階から尿路が開放状態になっているため感染を起こしやすい。したがって，膀胱内に残尿がない状態にしておく必要があるのでカテーテル内の尿は随時蓄尿袋内に流すよう本人と家族に指導する。
2 ○入浴時は，膀胱留置カテーテルと蓄尿袋のチューブの接続部を外し，カテーテル側にカテーテルプラグ（バルーンカテーテル用栓）をして外気と交通しないよう密閉して入浴する。しかし，膀胱留置カテーテルと蓄尿袋のチューブの接続部は感染を起こしやすいため，安易に外すのは危険である。したがって，この処置は看護師が行うことが望ましい。入浴ができなくても外尿道口は常に清潔に保つ必要があるので，毎日石けんを使って湯で洗浄するよう指導する。

3 ×蓄尿袋は，尿が膀胱内に停滞または逆流したりしないように常に膀胱部より下に位置するように指導する。

4 ×膀胱留置カテーテルは，内尿道口にバルーンを膨らませて留置しているので簡単に抜去されるものではない。したがって安静は必要ないが，移動時にカテーテルが引っ張られたりしないように注意するよう指導する。

☐ 在宅で療養中の93歳の女性。1日の大半をベッド上で過ごしている。神経因性膀胱による尿閉のため膀胱カテーテルを留置している。朝，家族から訪問看護師に「いつもより夜間の尿量が少なく，お腹が張っている感じがする」と連絡があった。バイタルサインに異常はなく，おむつへの尿漏れもない。カテーテル内に少量の尿の流出が見られる。

訪問看護師の対応で適切なのはどれか。**2つ選べ。** 99-P81

1 下腹部を触診する。
2 そのまま様子をみる。
3 下腹部を強く圧迫する。
4 カテーテルの固定水を追加する。
5 カテーテルの屈曲の有無を確認する。

解答・解説

1 ○家族からお腹が張っているという報告があったが，看護者が改めて下腹部の状態を直接触診して観察することは重要である。

2 ×明らかに尿量が減少していることが分かっているにも関わらず，そのまま様子をみるというのは適切でない。

3 ×下腹部の張った状態やカテーテル内に少量の尿の流出がみられていることから，膀胱内に尿があるにもかかわらず流出されない理由はほかにあると考えられるので，腹部を強く圧迫するのは療養者に苦痛を与えるだけである。

4 ×カテーテルが抜けかかっているわけではないので固定水を追加する必要はなく，尿流出がないことと固定水との関係は見出しにくい。

5 ○カテーテル内に少量の尿流出が認められているためカテーテル内が完全に閉塞しているとは考えにくい。したがって，カテーテルが屈曲していたり，圧迫などで流出が妨げられていないかを確かめる必要がある。

膀胱留置カテーテル法

看護師国家試験　状況設定問題

22歳の男性。20歳のとき，建築作業中の事故で第5頸髄を損傷し，現在両親と3人暮らし。自宅で母親が介護している。ここ2か月，大半の時間を車椅子に乗車し，朝方までパソコンを操作して過ごしている。食事は不規則でスナック菓子で済ませることが多い。身長170 cm，体重75 kg。膀胱瘻を造設している。

☐ パソコン操作中は車椅子からずり落ちそうになっていることも多い。
褥瘡が最もできやすいのはどれか。95-P37

1 後頭部
2 坐骨結節部
3 大転子部
4 大腿後面

☐ 1週前から食事摂取量が少ない状態が続いている。尿中に浮遊物が多くなり，膀胱瘻カテーテルの閉塞を起こし，往診医がカテーテルを交換した。感染徴候はない。
訪問看護師の指導で適切なのはどれか。95-P38

5 水分を多く摂取する。
6 腹部温罨法を行う。
7 臥床時間を長くする。
8 下腹部を用手圧迫する。

☐ 訪問看護師は，1日3回家族と一緒に食事をすることを提案した。
指導の目的で**誤っている**のはどれか。95-P39

9 食事内容の改善
10 生活リズムの改善
11 体重の増加
12 家族との交流促進

解答・解説

1 ×急性期には安静を保持するため後頭部にも褥瘡が発生しやすい。本症例は受傷から2年を経過しており，車椅子に移乗している時間が多いので頭部にはできにくい。車椅子からずり落ちそうになり頭部に圧迫がかかっても，頭部は感覚が残っているので発見しやすい。

2 ○移乗時の摩擦，不適切な坐面マット，坐位バランスの不良などにより，褥瘡が殿部や仙骨部に発生しやすい。

3 ×坐位の時間が多い患者である。仰臥位の時間が長い患者では側臥位に体位変換するので大転子部にできやすい。

4 ×坐位でずり落ち気味なので殿部に重心がかかり大腿後面への圧迫は少ない。

---

5 ○食事摂取量が少ない，尿中に浮遊物が多い，感染の徴候がない，などからカテーテルの閉塞原因は水分摂取量の減少と考えられる。感染予防の観点からも水分を多く摂取するよう指導する必要がある。

6 ×尿意を感じる患者に自然排尿を促すには有効だが，膀胱瘻の患者には尿意がないので排尿につながらない。

7 ×安静にして腎血流量を増加させても，体内の水分が不足しているので尿量は増えない。

8 ×カテーテルの閉塞の原因は尿量の減少である。下腹部（膀胱部）を用手圧迫しても効果はない。

---

9 ○感染の予防，褥瘡予防の観点からも栄養状態を整えることは大切である。スナック菓子で済ませていることが多いので栄養のかたよりが懸念される。家族とともに食事を食べることで食事内容の改善が期待できる。

10 ○朝方までパソコンを操作していたり，食事時間が不規則という情報から生活リズムが整っていない。家族とともに食事をすることで規則正しい生活リズムを取り戻すきっかけになる。

11 ×標準体重を考慮しても現在の体重を増加させる必要はない。

12 ○食事時間を通してコミュニケーションを図ることができる。また，療養者の不規則な生活リズムは介護者の生活リズムにも影響を及ぼすことを療養者にも指導する必要がある。

第8章 5

胃瘻・経管栄養法

学習の要点

在宅経管栄養法〈HEN；home elemental nutrition〉は，在宅での栄養補給とQOL向上につながります。安心かつ安全に行えるよう栄養状態を含めた管理方法について学びましょう。

瘻孔栄養法中の療養者

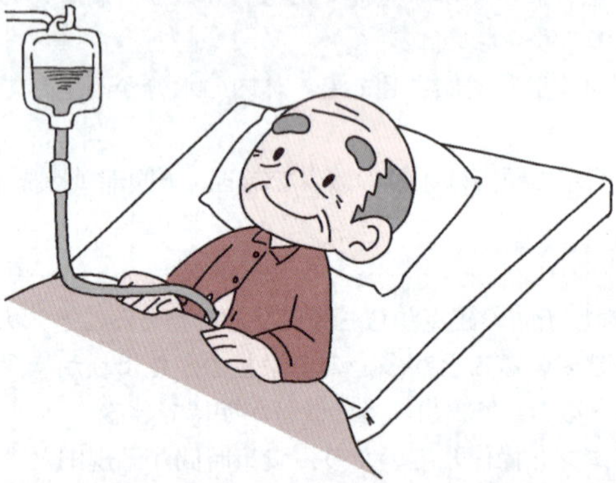

対象者

◆【目　的】

①経口摂取が著しく困難，あるいは不可能な場合に栄養補給を行う。

②鼻腔から胃または十二指腸にチューブを挿入する鼻腔栄養法，直接胃や小腸内にチューブを挿入する**瘻孔栄養法**（胃瘻*・腸瘻）がある。

＊1 胃瘻は，経皮内視鏡的胃瘻造設術〈PEG；percutaneous endoscopic gastrostomy〉により，腹壁を通して直接胃内へ通じる通路（瘻孔）を造ることである。

＊2 在宅看護では胃瘻が多く，鼻腔栄養法はあまり実施されていない。

◆【適　応】

①神経筋疾患や脳血管障害，咽頭，食道などの疾患のため，開口不能，咀嚼・嚥下障害や通過障害，誤嚥がある場合

②意識障害により経口摂取が不可能な場合

◆【種　類】: 胃瘻には以下の種類がある（表 8-2）。

表 8-2　胃瘻の種類

		チューブの長さによる分類	
		ボタン型	チューブ型
内部ストッパーによる分類	バルーン型	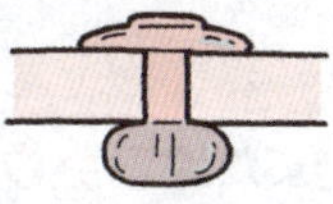	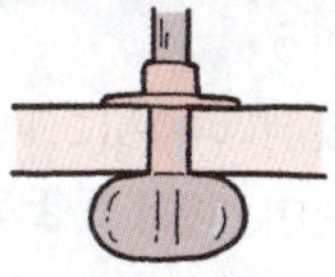
	バンパー型	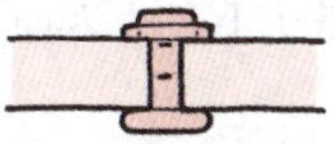	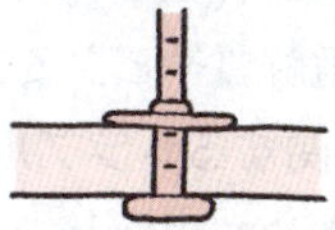

栄養剤の種類と特徴

◆様々な栄養剤があるため，療養者に必要なカロリーや成分の摂取，生活状況に合わせた栄養剤を選択する（表 8-3）。

表 8-3　栄養剤の種類

	成分栄養剤〈ED〉	消化態栄養剤	半消化態栄養剤	天然濃厚流動食
商品名	エレンタールなど	ツインライン，エンテルードなど	エンシュア・リキッド，ラコール，ハーモニック，アイソカルなど	ミキサーで流動状にした栄養物，栄養補助食品（オクノス流動食品など）
特　徴	栄養分が消化された形で配合されているため，そのまま腸から吸収される		栄養剤は配合されているが，一部補充が必要。腸で多少消化されてから吸収される	蛋白源が天然食品。通常の食事と同様の消化機能を要する

栄養評価

◆**電解質異常**（低カリウム血症や低ナトリウム血症など）や**代謝合併症**（ビタミン・微量元素の欠乏），血糖異常，下痢・嘔吐に伴う脱水などを起こす場合がある。

◆必要時，血液検査や身体状態の観察・計測を行い，栄養状態を把握しながら定期的に栄養評価をしていく。

合併症の予防

◆【消化器系】：腹部膨満感，嘔気・嘔吐，下痢，便秘
- 栄養剤の温度と注入速度（200 mL/時程度）を確認する。
- 細菌汚染が原因の場合もあるため，手指衛生の徹底と清潔なチューブやボトルを使う。
- 開封した栄養剤は早めに使用する。

◆【誤　嚥】：注入中・後は上体を坐位またはファウラー位にする。注入終了後 1 時間程度，体位を保持する。

◆【代謝異常】：電解質やビタミン，低ナトリウム血症症状の観察

◆【カテーテルに関するトラブル】
- 抜　去：皮膚や衣類などで固定を確実に行う。胃瘻の場合は，短時間での瘻孔閉鎖を防止するため予備のカテーテルを挿入し，直ちに医師へ連絡する。
- 閉　塞：栄養剤・薬剤注入後は，20～30 mL 程度の白湯を注入する（酢水を使うこともある）。

◆【皮膚トラブル】
- 経鼻の場合，鼻翼のかぶれや潰瘍形成，疼痛を観察し，絆創膏（ばんそうこう）の位置は毎日ずらして固定する。
- 瘻孔周囲の漏れ・発赤，疼痛などを観察し，洗浄や清拭など清潔の保持に努める。
- カテーテルが垂直になるようティッシュで作成したこよりで固定する。
- ボタン型の場合は，垂直に立つようカテーテルを回転させる。

◆【定期的なカテーテルの交換】
- 基本的に胃瘻の場合は，バルーンタイプは 1～2 か月くらい，バンパータイプは 6 か月くらいが目安。
- 経鼻チューブの場合は，左右の鼻腔を交互に 1～2 週間に 1 回交換する。

在宅における安全管理と支援

◆【胃瘻の管理】

・医師の指示に基づき実施するが，注入する速度，温度，量，回数，内容など家族の生活パターンを考慮し，スムーズに行えるよう状況に合わせて行っていく。

・物品の洗浄方法：ボトルや注射器などは食器用洗剤で洗って乾燥させる。

・胃瘻周囲のスキンケア

◆【経鼻チューブの管理】：チューブの位置の確認方法，胃液の吸引または気泡音の確認などを指導する。

◆【経口摂取の試み】：あきらめず食べる楽しみへの支援を行う。嚥下体操も取り入れていく。

◆【医療廃棄物の処理】：カテーテル類や注射器は医療廃棄物として処理する。

胃瘻・経管栄養法

看護師国家試験　一般問題

☑ 胃瘻（バルーン型）を造設した在宅療養者と家族への指導で適切なのはどれか。
103-A73（追加試験）

1「入浴はできません」
2「固定水が減ることはありません」
3「チューブが抜けたら連絡してください」
4「チューブの周りに漏れがある場合は，ガーゼを当てたままにしてください」

解答・解説

1 ×全身状態に問題がなければ入浴は可能である。
2 ×固定水は 1～2 週間ごとに確認して減少による抜去がないようにする。
3 ○胃瘻の抜去事故では，瘻孔が数時間で閉鎖されることがあるため，迅速な対応が大切である。造設後の時期にもよるが，医師の対応がすぐに必要となる。瘻孔からの漏れは漏出物の刺激で周囲の皮膚の炎症や感染症につながるので，固定の仕方の工夫（こよりにしたティッシュを皮膚との間にはさむなど）を行う。
4 ×ガーゼは水分の吸収が遅く，瘻孔が漏出物で湿潤した状態となるのでよくない。

☑ 胃瘻からの経管経腸栄養法を開始した在宅患者の家族に対する説明で正しいのはどれか。101-A48

1 液状の栄養剤は開封後数日間使用してよい。
2 栄養剤の注入は無菌操作で行う必要はない。
3 胃瘻を造設したので経口摂取は禁止となる。
4 胃瘻カテーテルは週に 1 回交換する。

解答・解説

1 ×感染予防のためにも長時間の放置を避け，開封後はただちに使い切らなければならない。
2 ○在宅での無菌操作の継続は困難であり，細菌汚染が原因の下痢予防のための手指衛生の徹底と清潔なチューブやボトルを使うようにすればよい。
3 ×QOL の向上に向け，経口摂取の試みを行って食べる楽しみへの支援をする患者もいるので，経口摂取が禁止とはいえない。ただし，この設問の患者の嚥下機能などの状態は不明であり，その適応の判断はできない。

4 ×一般的に，バルーンタイプは1〜2か月くらい，バンパータイプは6か月くらいを目安に交換する。

☑ Aさん（45歳，女性）は，筋萎縮性側索硬化症〈ALS〉のため自宅で療養中である。Aさんは球麻痺症状が出現したため，経口摂取に加え，胃瘻による経管経腸栄養管理が開始された。
訪問看護師が行うAさんとAさんの家族への指導で適切なのはどれか。103-A75

1 水分は経口による摂取を勧める。
2 注入時間に生活パターンを合わせる。
3 経口摂取中の体位は頸部前屈位とする。
4 胃瘻からの半固形化栄養剤の使用は禁止する。

解答・解説

1 ×舌萎縮や筋力の低下によって嚥下障害が起き，飲み込みにくさやむせるなどの症状が起きることが考えられる。この症状は個人差があるので，むせが強い場合は無理に勧めない。

2 ×経管栄養の注入時間は，Aさんの活動を妨げて拘束感につながらないよう，生活パターンを考慮して調整する。

3 ○経口摂取時は，90°坐位で頸部を前屈すると，咽頭部と気道に角度ができ通路を狭められることで誤嚥しにくくなる。食物は少量ずつ口に入れ，嚥下したことを確認するよう指導する。

4 ×半固形化栄養剤は，粘性が強く適切な量の栄養剤を短時間で注入できる，拘束時間が少ない，逆流による誤嚥性肺炎も防止できるなどの利点がある。経口からの摂取状況をみながら注入量を検討すればよいので，禁止する必要はない。

第8章 6

中心静脈栄養法

学習の要点

在宅中心静脈栄養法〈HPN；home parenteral nutrition〉は，自己管理が必要となるため，安心して在宅療養生活が送れるよう家族も含めた支援が大切です。

中心静脈栄養法中の療養者

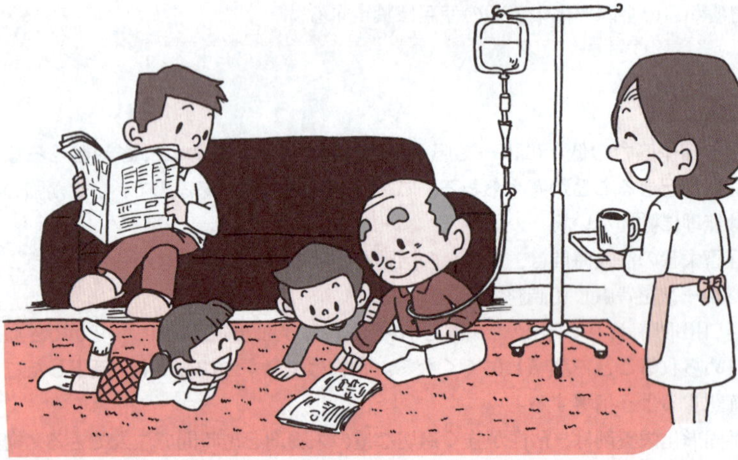

対象者

◆【目　的】：栄養管理が経口・経腸栄養法では不十分な場合に，在宅で中心静脈栄養法を行うことで，入院から在宅療養や社会復帰を可能にし，QOLの向上を図る。

◆【適応条件】：長期に渡って静脈栄養が必要と予測され，本人・家族が希望し協力が得られること

◆【適応疾患】：短腸症候群（小腸広範切除），広範な小腸疾患（クローン病など），炎症性腸疾患，進行癌など

◆【カテーテルの種類】：体外式カテーテルと皮下埋め込み式カテーテル（ポート）の2種類がある（表8-4）。

表 8-4　カテーテルの種類と特徴

種　類	特　徴
体外式カテーテル	・長期投与が可能 ・体外式であるため，入浴時は防水に注意し，入浴後は消毒を行う
皮下埋め込み式カテーテル（ポート）	・皮膚の上からヒューバー針を穿刺し投与する ・使用時以外は，体外露出部分が少ないため行動制限が少なく，自由に入浴や外出も可能。QOL の向上につながる

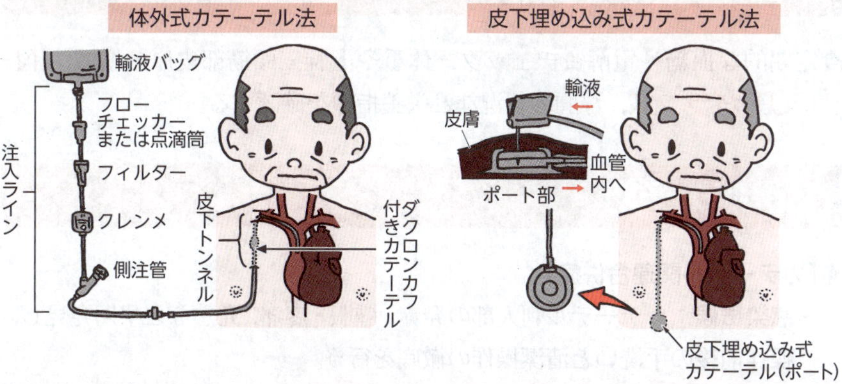

栄養剤の注入方法

◆注入方法には，**連続的投与方法**と**間欠的投与方法**がある。

◆【連続的投与方法】

・24時間連続で使用できる携帯用の自動輸液ポンプを利用すれば，仕事や旅行も可能

・専用ジャケットやショルダーバッグ・手提げタイプのバックの使用

携帯用輸液システム

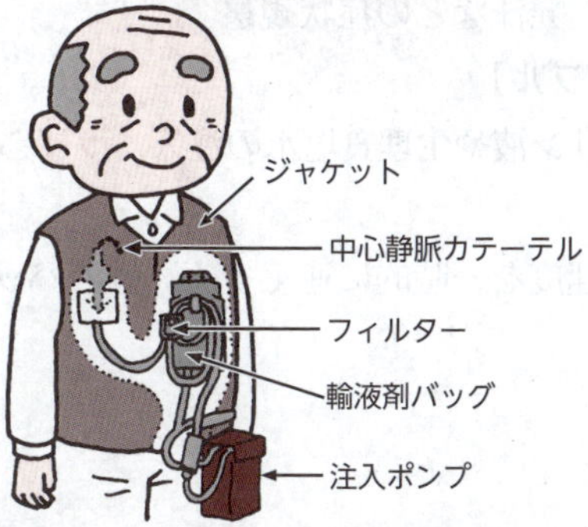

◆【間欠的投与方法】

・療養者や家族の生活時間に合わせ，輸液しない時間もできるため，この間に入浴や外出ができQOLの向上につながる。

・急激な**血糖変動**があるため，慎重な管理が必要である。

栄養評価

◆定期的な血糖や電解質チェック，体重や上腕三頭筋部皮厚の増減，**IN-OUTバランス**，浮腫の状況など栄養指標を確認する。

合併症の予防

◆【カテーテル関連合併症】

・**感染徴候**：カテーテル刺入部の発赤・腫脹・疼痛，発熱など早期発見し，操作前後の手洗いと清潔操作の徹底を行う。

・**閉　塞**：輸液ライン接続の確認を行う。

・**抜　去**：カテーテル刺入部の固定を確実に行う。

◆【代謝性合併症】

・**血糖異常**：高血糖や低血糖の徴候を早期発見し，注入速度の調整などを行う。

・**微量元素欠乏症**：特に亜鉛欠乏症が起こりやすい。口内炎，味覚障害，腹部症状，**皮疹**（顔など）の観察を行う。

・**必須脂肪酸欠乏症**：皮膚症状（乾燥，落屑など）の観察

・**電解質異常**：低カリウム・カルシウム・マグネシウム血症などによる嘔吐，下痢，痙攣，発汗などの症状観察

◆【起こりやすいトラブル】

・**滴下不良**：ヘパリン液や生理食塩水の注入，**ラインのねじれ**や**圧迫**の確認

・**血液逆流**：滴下速度を一時的に速くする，輸液バッグを高くする。

在宅における安全管理と支援

◆【輸液管理の指導】

・予測される合併症やトラブルを含め，療養者や家族に指導する。

・実施に必要な知識と手順：輸液バッグやライン交換方法，ポンプの使用方法など

・必要物品の準備，薬剤の保管方法

◆【日常生活上の指導】

・感染徴候の観察方法と手洗いなどの実施

・入浴時の処置方法，刺入部の消毒方法

・体重測定や輸液量，一般状態などを記録に残してもらう。

◆【精神的支援】：医療処置を担う家族の介護負担やストレスの軽減を図り，在宅療養の継続につながるよう支援をする。

◆【緊急時の対処方法と連絡先の確認】：医師や訪問看護師，機器メーカーとの連絡方法を確認する。

◆【医療廃棄物の処理】：穿刺針は医療廃棄物として扱い，専用容器やふた付きびんにいれて医療機関へ渡す。

中心静脈栄養法

看護師国家試験　一般問題

☐ 在宅中心静脈栄養法〈HPN〉について適切なのはどれか。104-A72

1 輸液ポンプは外出時には使えない。
2 24 時間持続する注入には適さない。
3 輸液の調剤は薬局の薬剤師に依頼できる。
4 家族が管理できることが適用の必須条件である。

解答・解説

1 ×輸液ポンプは，専用ベストやキャリングケースなどを用いての外出は可能。
2 ×輸液の投与方法には，24 時間持続的に行う場合と一時的に輸液を中断し間欠的に行う場合がある。
3 ○輸液の調剤は，クリーンルーム（無菌調剤室）を備えた調剤薬局において行うことができ，輸液調剤の配達や薬剤師による訪問指導も可能である。
4 ×独居の場合でも本人の自己管理が可能であれば，家族管理が必須条件ではない。

☐ A さんは在宅療養をしており，皮下埋め込み式ポートから高カロリー輸液を間欠的に注入している。
訪問看護師が A さんに行う日常生活の指導内容として適切なのはどれか。
102-A60

1 穿刺針の固定は不要である。
2 抜針した当日の入浴はできない。
3 穿刺針は一般廃棄物として処理する。
4 刺入部の発赤を認めた場合は訪問看護師に連絡する。

解答・解説

1 ×穿刺したヒューバー針が安定するよう，ガーゼを挟んで高さの調整をしてテープ固定を行う。そして穿刺部が中央にくるようさらにドレッシング材などで固定する。
2 ×皮下埋め込み式カテーテル（ポート）を留置している場合は，穿刺針をはずした状態であれば，感染を気にすることなく入浴が可能である。
3 ×穿刺針は医療廃棄物として扱い，針刺し事故に留意して専用容器などに入れて医療機関に出す。

4 ○リザーバー（ポート）刺入部からの感染を防ぐため，療養者・家族には刺入部の定期的な消毒や清潔保持を指導する。発赤などの徴候があったら，まず訪問看護師に連絡するよう伝えておく。

☑ 外来で抗癌化学療法を実施していた胃癌の患者に，皮下埋め込み式ポートによる中心静脈栄養法を開始することになった。
患者・家族への指導で正しいのはどれか。101-P52

1 入浴は禁止する。
2 針は 2 週間留置可能である。
3 注入時刻は，患者の生活に合わせる。
4 使用済みの針は缶に入れ，市町村の分別ごみに出す。

解答・解説

1 ×入浴やシャワーは実施できる。ただし，ポートのシリコン部から穿刺針を抜いた後に発赤などがみられる場合は，その部分を防水加工のしてある創傷保護材（ドレッシング材）で完全に保護してから入浴するようにする。

2 ×穿刺針を留置する場合は 1 週間を限度とする。

3 ○注入の時刻は，患者の生活時間に合わせ，活動や休息に支障がないようにすることが望ましい。

4 ×使用済みの穿刺針は医療廃棄物の扱いとなるため，密閉できるビンなどの容器に入れ，医療機関や回収表示をしている調剤薬局などで引き取ってもらう。市町村の一般ごみと決して混ぜてはいけない。

☑ 胃癌で在宅中心静脈栄養法〈HPN〉が必要な 70 歳の男性。ADL は自立している。妻との 2 人暮らし。患者の退院調整を始めることを計画している。
HPN 開始に際し優先度の高い情報はどれか。99-P46

1 自宅環境
2 在宅での必要物品
3 退院後の緊急連絡先
4 患者・家族の実施能力

解答・解説

1 ×在宅中心静脈栄養法の開始に自宅環境の影響は極めて少なく，優先度の高い情報ではない。

2 ×在宅中心静脈栄養法では薬液の供給，医療材料の供給が必要であるが，病院や薬局などで入手できるため患者の退院調整で優先度の高い情報ではない。

3 ×在宅療養者にとって退院後の緊急連絡先は不可欠である。しかし，在宅中心静脈栄養法の開始にあたり優先度が高いとは言えない。

4 ○日々の在宅中心静脈栄養法によるケアは患者や家族が実施することになる。このシステムを理解し，取り扱う能力のあることが条件となる。そのためHPNの開始にあたり優先度が高い情報である。

7 褥瘡管理

学習の要点 褥瘡をもっている在宅療養者は少なくありません。関係職種と連携をして，予防とケアを行います。

褥瘡の好発部位（仰臥位）

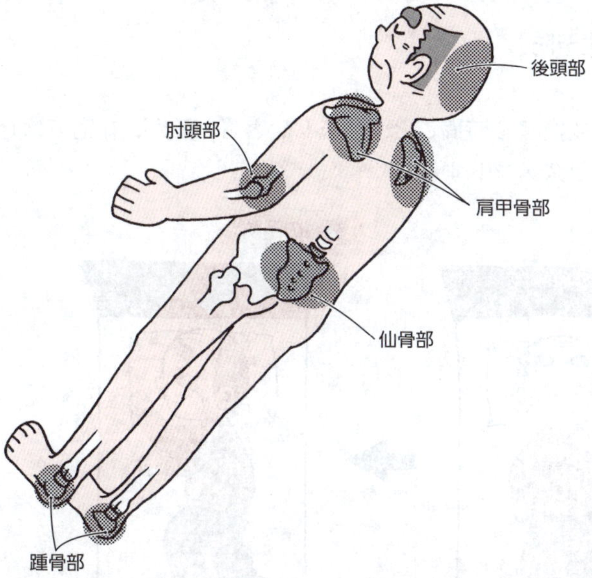

褥瘡発生のリスクアセスメント・発生予防

◆【褥瘡発生のリスクアセスメント】：代表的なリスクアセスメントツールには，ブレーデンスケール（表8-5），OHスケールなどがある。

◆【褥瘡発生の原因】

・長時間の同一部位への圧迫，摩擦・ずれ，排泄物により湿った状態，栄養状態の低下，浮腫など

・介護力・経済力の不足

表 8-5　ブレーデンスケール

状　態	点　数			
知覚の認知	1. 全く知覚なし	2. 重度の障害あり	3. 軽度の障害あり	4. 障害なし
湿　潤	1. 常に湿っている	2. たいてい湿っている	3. 時々湿っている	4. めったに湿っていない
活動性	1. 臥床	2. 坐位可能	3. 時々歩行可能	4. 歩行可能
可動性	1. 全く体動なし	2. 非常に限られる	3. やや限られる	4. 自由に体動する
栄養状態	1. 不良	2. やや不良	3. 良好	4. 非常に良好
摩擦とずれ	1. 問題あり	2. 潜在的に問題あり	3. 問題なし	

得点は 6～23 点で，点数が低いほど褥瘡発生の危険性が高い。在宅では，17 点が目安となる。

◆【褥瘡発生予防】

①除　圧

・体位変換は 2 時間ごとが望ましいとされるが，在宅では介護力を含めてアセスメントする。

褥瘡の予防

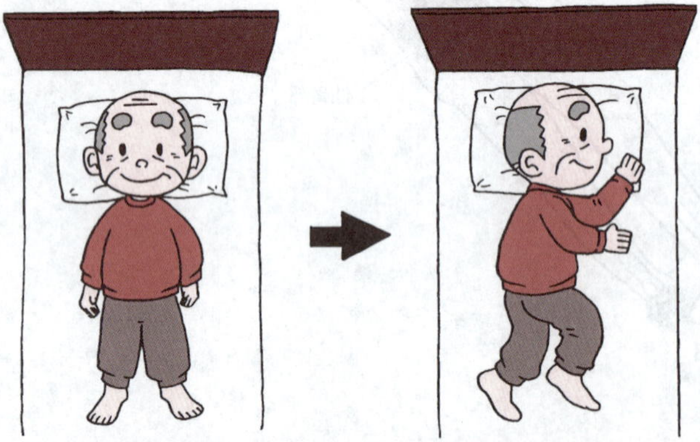

在宅では介護力を考慮した除圧を行う

・自力で体位変換できない場合や介護者の負担が大きいなどの場合は，**体圧分散寝具**の使用やポジショニングを行う。
・車椅子乗車などの坐位時は，股関節・膝関節・足関節が 90 度になるような姿勢にする（図 8-2）。

②**栄養状態の改善**：カロリーや蛋白質，その他（ビタミン C，鉄，亜鉛，カルシウム）が摂取できるよう経口摂取を促し，無理な場合は，食事の工夫や**栄養補助食品**の検討を行う。

③スキンケア

・療養者の状態に合った排泄ケア用具や紙オムツを選択し，汚染時は清拭や洗浄を行い，早期に汚れを除去する。

・ドライスキンの場合は，皮膚の水分保持や保湿クリームを使用する。

④摩擦・ずれの回避

・体位変換時には，皮膚とシーツがこすれないように持ち上げる。

・頭側挙上角度は30度以下にして，ずれないよう足側から挙上し頭側を上げる。

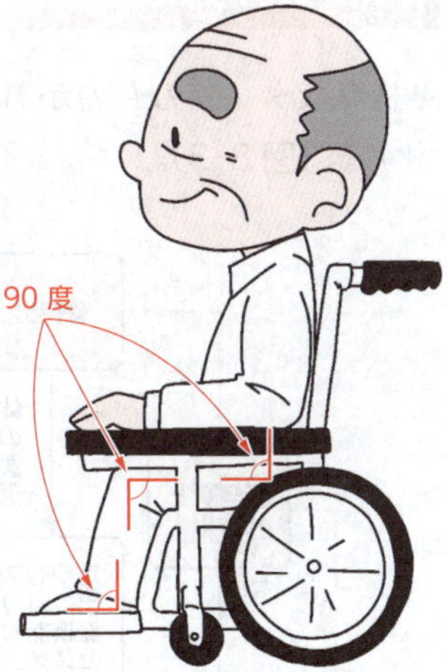

図 8-2　坐位時の姿勢

・背ぬきを行う。

・車椅子の乗車時も長時間の坐位を避け，摩擦やずれの観察を行う。

褥瘡のアセスメントと処置

◆【褥瘡創部の分類】：NPUAPやDESIGN-Rなどがある。DESIGN-Rは，深さ以外の6項目（滲出液，大きさ，炎症/感染，肉芽組織，壊死組織，ポケット）の合計点で重症度を表す。

◆【清潔保持】：シャワー浴が望ましい。刺激の少ない石鹸で周囲の皮膚を微温湯で洗浄し，十分に洗い流す。

◆【湿潤環境の保持】

・浅い褥瘡の場合：油脂性軟膏（白色ワセリンなど）の塗布や半透明のフィルムドレッシング材を貼り保護する。

・深い褥瘡の場合：滲出液を吸収する外用薬や尿取りパッドなどを使用する。

除圧・体位交換に関する器具の種類と選択

◆様々なタイプのものがあるため，療養者の状態や介護力などにより選択する（図 8-3）。

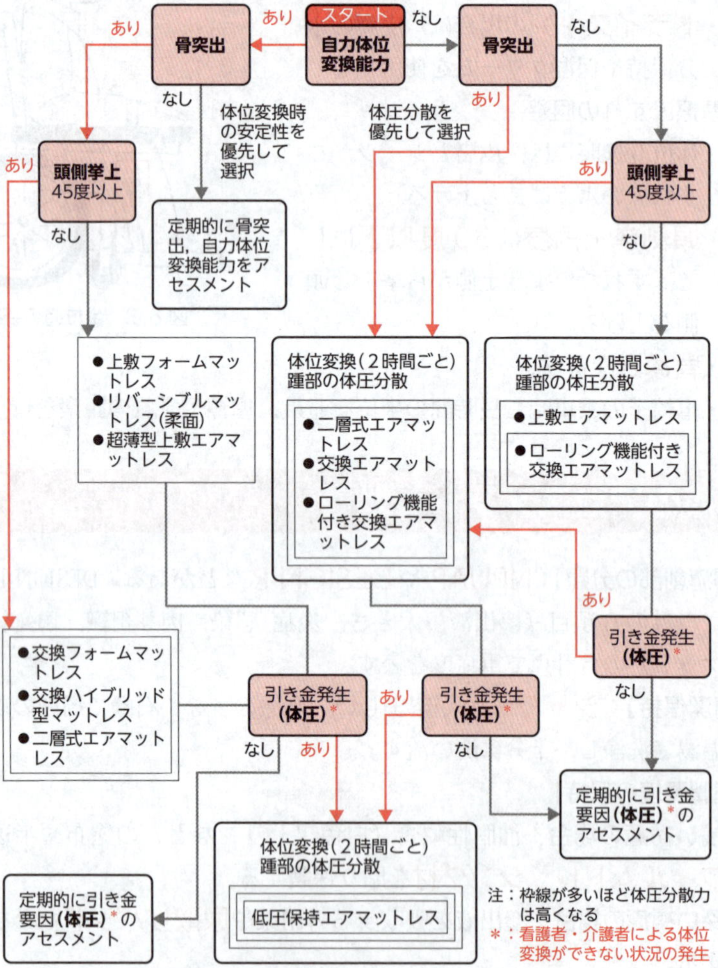

図 8-3　体圧分散マットレスの選択基準

日本褥瘡学会 編：『在宅褥瘡予防・治療ガイドブック（第 3 版）』，照林社，2015，p.58 より一部改変

在宅における安全管理と支援

◆【介護負担の考慮】：体位変換やスキンケアなど介護者の心身負担の増大が予測される。経済面も考慮し，サービスの導入など介護力に合わせた指導が必要である。

◆【関係職種の連携】：社会資源の活用を検討しつつ，医師や栄養士，薬剤師，理学療法士など関係職種が共通理解のもと連携をとっていく。

看護師国家試験　一般問題

☑ 皮膚全層に潰瘍ができ皮下脂肪組織に達する深さの褥瘡は，米国褥瘡諮問委員会〈NPUAP〉の分類法のどれか。100-P44

1 ステージⅠ　2 ステージⅡ　3 ステージⅢ　4 ステージⅣ

解答・解説

1 ×ステージⅠは表皮の損傷を認めず，圧迫を解除しても消退しない発赤・紅斑である。

2 ×ステージⅡは真皮までにとどまる皮膚障害で，水疱や表面剥離，浅い潰瘍などがこれにあたる。

3 ○ステージⅢは傷害が真皮を超え皮下脂肪組織までの皮膚全層に及ぶ。クレーター状でポケットがみられることもある。

4 ×ステージⅣは傷害が皮膚全層に加え，さらに筋肉，骨，支持組織にまで及ぶ。広範囲な空洞やポケットが形成される。

☑ Aさんは，要介護2で在宅療養をしている。仙骨部に2 cm×3 cmの水疱を形成した。この1週間，臥床していることが多くなり，食事摂取量も減ってきている。

訪問看護師がAさんの家族に行う提案として適切なのはどれか。102-P57

1 体圧分散マットの使用　2 膀胱留置カテーテルの留置

3 夜間の2時間ごとの体位変換　4 訪問介護への褥瘡処置の依頼

解答・解説

1 ○臥床傾向がみられることから，臥床時の体圧分散マットを紹介して使用を勧めることは適切である。

2 ×自然排尿できている人に，褥瘡を形成した理由で膀胱留置カテーテルを使用することはない。

3 ×要介護2であれば本人が自力で寝返りできる。たとえ自力で寝返りできなくても，負担の大きい夜間2時間ごとの体位変換を家族に提案することは適切でない。

4 ×褥瘡処置は医療行為であるので，福祉分野の訪問介護を担う介護福祉士に依頼することは不適切である。

看護師国家試験　状況設定問題

Aさん（35歳，男性，建設業）は，両親と3人で暮らしている。3年前の仕事中に屋根から転落して，第12胸髄を損傷した。1か月前から車で作業所に通い，作業中はほとんど車椅子に座っている。週1回の訪問看護を利用している。

☐ 訪問時，仙骨部に軽度の発赤を認めた。
褥瘡悪化予防のためにAさんに勧める内容で最も適切なのはどれか。104-P115

1 仙骨部のマッサージを行う。
2 リクライニング式の車椅子を利用する。
3 作業中にプッシュアップ動作を取り入れる。
4 座るときは膝関節と股関節を60度に曲げる。

☐ Aさんは繰り返し使用できるカテーテルによる間欠的自己導尿を行っている。
排尿のセルフケアの指導として最も適切なのはどれか。104-P116

5 24時間の蓄尿を勧める。
6 カテーテルの挿入は無菌操作で行う。
7 急に発熱した場合は医師に連絡する。
8 カテーテルを保管するケースの消毒薬は週1回交換する。

☐ Aさんは自宅のトイレを利用している。緩下薬を内服し，2日に1回浣腸を行っている。猛暑が続く8月の訪問時にAさんは最近便秘がちで尿量も少ないと訪問看護師に繰り返し訴えた。
Aさんへの対応で最も適切なのはどれか。104-P117

9 水分の摂取を促す。
10 浣腸の回数を増やす。
11 ポータブルトイレの利用を勧める。
12 医師に別の緩下薬の処方を依頼する。

解答・解説

1 ×褥瘡初期段階でのマッサージは禁忌であり，またAさん自身が行えるものではない。
2 ×リクライニング式車椅子は，ベッドでの臥床状態と状況は何ら変わらないため適切でない。

3 ○上肢機能は問題ないので，上肢特に指屈筋群などを使って車椅子の肘掛をつかむ，握るなどの動作を行って体幹を持ち上げ，除圧をはかる。

4 ×A さんは日中車椅子で過ごすことが多いと考えられるが，問題文にある角度で座ることは難しい。むしろ，長坐位を取ることによって下肢の循環を促すとともに，股関節，膝関節を屈曲伸展させ筋力低下を防ぐことが合併症を防ぐことにもつながる。

---

5 ×24 時間蓄尿の必要はないが，導尿した際に尿の性状，濁りや血液混入などの異常がないかどうかを確認するよう指導する。

6 ×尿道には雑菌が存在するが膀胱は無菌状態であるため，原則として導尿は無菌操作で行うことが望ましい。しかし，在宅で療養者自身が導尿を頻回に行う場合は，石鹸で手指をよく洗うか速乾性の手指消毒剤などで清潔にし，消毒綿などで尿道口を清拭してから実施するよう指導する。

7 ○自己導尿で不潔な操作を行うと上行感染を起こしやすいので，体温に留意するように指導することは必要である。急に発熱した場合は，他の付随する症状も含めて医師に連絡するように伝える。

8 ×自己導尿カテーテルは日に何度も使用するため不潔になりやすい。消毒液（10 倍希釈したヒビテングルコネート液など）は保存容器をよく洗浄したうえで，なるべく毎日交換することが望ましい。

---

9 ○猛暑で発汗が促進され脱水に陥りやすくなっているとも考えられる。

10 ×A さんは便秘がちのほか，尿量も少ないと繰り返し訴えている。このため，水分を摂取して尿量確保することが優先であり，浣腸の回数を増やすことは適切でない。

11 ×排便反射の機能に障害が生じているため定期的に浣腸を行っているのであり，ポータブルトイレに座っても A さんの排便や排尿には関係がない。

12 ×便秘がちの原因は夏季の猛暑による水分不足と考えられるため，緩下薬を増やす必要はない。

Aさん（79歳，男性）は，脳卒中の後遺症のため10年以上ほぼ寝たきりで過ごし，妻が介護している。今回，仙骨部の褥瘡が悪化して入院した。Aさんは，妻（75歳）と2人で暮らしており，息子が1人いる。

☑ Aさんの褥瘡は，3週間の治療で改善し，現在，5 cm×8 cmで皮下組織までの損傷である。滲出液は中等量，感染徴候はなく良性肉芽が創面の50%以上を占めている。壊死組織やポケットは観察されない。
創面の洗浄に適切なのはどれか。103-A97（追加試験）

1 水道水
2 石鹸水
3 ポビドンヨード
4 クロルヘキシジン

☑ Aさんは自宅に退院する予定である。看護師は，Aさんの退院に向け，家族の介護力の評価のために情報収集を行うことにした。
情報収集で最も重要なのはどれか。103-A98（追加試験）

5 妻の学歴
6 妻の職業歴
7 妻の健康状態
8 子どもの居住地

☑ Aさんの褥瘡は順調に改善し，退院日が決まった。妻は毎日病院に面会に来て，長時間付き添っているため，疲れている様子がみられる。
Aさんの妻への指導で最も適切なのはどれか。103-A99（追加試験）

9 入浴介助の方法
10 2時間ごとの体位変換
11 エアマットの正しい使い方
12 褥瘡のドレッシング材の選択

解答・解説

1 ○
2 ×
3 ×
4 ×

2010（平成22）年の創傷・オストミー・失禁〈WOC；Wound, Ostomy, Continence〉ガイドラインでは，通常の褥瘡の場合，十分な量の生理食塩水または水道水を用いた洗浄を推奨しており，明らかな感染がある場合には殺菌性のある洗浄剤を使用することを認めている。

5 ×
6 × } 家族の介護力の評価には重要な情報ではない。

7 ○Aさんは妻と二人暮らしであり，10年以上介護をしてきた妻も75歳と老老介護の状況にある。介護力を評価するためには，妻の健康状態を把握し，介護に伴う疲労感や腰痛，睡眠不足，ストレスなどがないか情報を得る必要がある。

8 ×妻以外の家族の介護状況を把握することは必要であるが，最も重要な情報とは言えない。

---

9 ×入浴介助の方法の指導は大切であるが，妻の疲労軽減を考えることが優先である。

10 ×疲労している妻に2時間ごとの体位交換を強いるべきではない。

11 ○Aさんは退院後も一定時間ごとの除圧をしなければ褥瘡が再発すると考えられる。疲れている妻の介護負担を軽減するためにはエアマットの導入が有効である。

12 ×褥瘡のドレッシング材の選択の指導は大切であるが，妻の疲労軽減を考えることが優先である。

参考文献

◆阿曽洋子 編：『看護・介護のための在宅ケアの援助技術 アセスメントからケア・マネジメントまで（第 3 版）』，ヌーヴェルヒロカワ，2006
◆石垣和子・上野まり 編：『看護学テキストシリーズ NiCE 在宅看護論』，南江堂，2012
◆宇都宮宏子 編：『病棟から始める退院支援・退院調整の実践事例』，日本看護協会出版会，2009
◆宇都宮宏子・山田雅子 編：『看護がつながる在宅療養移行支援』，日本看護協会出版会，2014
◆川越博美ほか 編：『訪問看護研修テキスト ステップ 1–②』，日本看護協会出版会，2009
◆河原加代子ほか：『《系統看護学講座 統合分野》在宅看護論（第 4 版）』，医学書院，2013
◆河野由美 編：『要点がわかる在宅看護論』，PILAR PRESS，2015
◆櫻井尚子ほか 編：『ナーシンググラフィカ 在宅看護論（第 4 版）』，メディカ出版，2013
◆島内節ほか 編：『これからの在宅看護論』，ミネルヴァ書房，2014
◆正野逸子ほか 編：『看護実践のための根拠がわかる在宅看護技術（第 3 版）』，メヂカルフレンド社，2015
◆杉本正子 編：『在宅看護論―実践をことばに―（第 5 版）』，ヌーヴェルヒロカワ，2008
◆鈴木和子・渡辺裕子：『家族看護学 ― 理論と実践（第 4 版）』，日本看護協会出版会，2012
◆中村丁次ほか：『《系統看護学講座 専門基礎分野》栄養学（第 12 版）』，医学書院，2015
◆水戸美津子 編：『新看護観察のキーポイントシリーズ 在宅看護』，中央法規出版，2014
◆山田雅子 編：『在宅看護実習ガイド』，照林社，2011
◆渡辺裕子 監：『家族看護を基盤とした在宅看護論 I 概論編（第 3 版）』，日本看護協会出版会，2014
◆渡辺裕子 監：『家族看護学を基盤とした在宅看護論 II 実践編（第 2 版）』，日本看護協会出版会，2007
◆厚生労働統計協会 編：『国民衛生の動向 2015/2016』，厚生労働統計協会，2015
◆日本看護協会 編：『平成 23 年版 看護白書　看護がつなぐ・ささえる在宅療養』，日本看護協会出版会，2011
◆日本褥瘡学会 編：『在宅褥瘡予防・治療ガイドブック（第 3 版）』，照林社，2015

［雑　誌］
◆坂本史衣：「これだけは知っておきたい！在宅での感染管理」（『コミュニティケア』，日本看護協会出版会，2005 年 6 月号），p.40〜42

［ウェブサイト］
◆厚生労働省：在宅医療・介護の推進の方向性
http://www.mhlw.go.jp/seisakunitsuite/bunya/hukushi_kaigo/kaigo_koureisha/chiiki-houkatsu/dl/link4-1.pdf
◆厚生労働省：在宅医療・介護あんしん 2012
http://www.mhlw.go.jp/seisakunitsuite/bunya/kenkou_iryou/iryou/zaitaku/dl/anshin2012.pdf
◆厚生労働省：障害高齢者の日常生活自立度（寝たきり度）判定基準
http://www.mhlw.go.jp/file/06-Seisakujouhou-12300000-Roukenkyoku/0000077382.pdf
◆国民生活センター：国民生活（2013 年 6 月）
http://www.kokusen.go.jp/wko/pdf/wko-201306_01.pdf
◆内閣府：平成 27 年版 高齢社会白書　高齢化の状況
http://www8.cao.go.jp/kourei/whitepaper/w-2015/zenbun/pdf/1s1s_1.pdf
◆日清オイリオグループ株式会社：第 6 回および第 7 回在宅介護事情調査
http://www.nisshin-oillio.com/company/news/archive/2014/data/20140122.pdf
http://www.nisshin-oillio.com/company/news/archive/2014/data/20140729_172634.pdf

索引

太字：主要ページ
太字：図表ページ

数字

65歳以上人口　5

A

ADL〈日常生活動作〉　13, 27, **150**, **160**
AIDS〈後天性免疫不全症候群〉　**105**
ALS〈筋萎縮性側索硬化症〉　**105**, **175**, 211, 231

B

BPSD　175

C

CO_2 ナルコーシス　204
COPD〈慢性閉塞性肺疾患〉　**105**, **202**, 207
CPAP〈持続陽圧呼吸療法〉　212

D

DCN〈退院調整看護師〉　**63**, 65
DESIGN-R　241
Duchenne型筋ジストロフィー　217

E

EBウイルス　38

H

HEN〈在宅経管栄養法〉　226
HMV〈在宅人工呼吸療法〉　**211**
HOT〈在宅酸素療法〉　**202**
HPN〈在宅中心静脈栄養法〉　**232**

I

IADL〈手段的日常生活動作〉　150
ICF〈国際生活機能分類〉　**9**

L

L-dopa　171, 181

M

MMT〈徒手筋力テスト〉　155
MRSA　**38**, 148
MSW〈メディカルソーシャルワーカー〉　64

N

NPPV〈非侵襲的陽圧換気療法〉　**212**
NPUAP　241, **244**
NSAIDs　184

O

ODP〈薬の一包化〉　**194**, 197

P

PEG〈経皮内視鏡的胃瘻造設術〉　226

Q

QOL　3, **30**

R

ROM〈関節可動域〉　166

S

SW〈ソーシャルワーカー〉　61

T

TPPV〈侵襲的陽圧換気療法〉　**212**
T字杖　**154**

V

VE〈嚥下内視鏡検査〉　124
VF〈嚥下造影検査〉　124

W

WHO 3段階除痛ラダー　184
WOC　247

あ

アズノール軟膏　139
アドボカシー　91
アルツハイマー病　175
亜急性硬化性全脳炎　**105**
安全管理　**44**, 204, 214, 220, 229, 235, 243

い

インスリン自己注射　162
インフォーマルサービス　86
インフォームド・コンセント　91
意思決定の権利　91
医師法　107
溢流性尿失禁　**138**
移動の補助具　**153**
医療法　107
医療保険　14, 103
胃瘻　133, **226**
――の種類　**227**

え

エンパワメント　91
栄養機能食品　**129**
栄養剤　**227**, 233
――の種類　**227**
――の注入　230

栄養士　64
栄養補助食品　**129**
液体酸素装置　**203**
嚥下障害　124
嚥下造影検査〈VF〉　124
嚥下内視鏡検査〈VE〉　124

お

オキシコドン塩酸塩　189, 200
オストメイト　**141**
オピオイドローテーション　184
オリーブ橋小脳萎縮症　**105**
オンブズマン制度　92
温罨法　143

か

カテーテル管理　222
がん疼痛緩和療法　**184**
介護給付　106
介護サービス情報公表制度　116
介護支援専門員　**64**, 84
介護支援連携指導料　63
介護疲れ　186
介護の放棄　97
介護福祉士　75
介護報酬　118
介護保険　14, 15, 27, 110
——法　**105**, 109
介護用ギャッチベッド　88
介護予防ケアマネジメント　87
介護予防訪問看護の開始　101
介護老人福祉施設　**23**, 25
介護老人保健施設　5, 19, **23**
外旋　**168**
疥癬　**38**, 41
外転　**168**
回復期病院　**68**
外来化学療法　195
外来看護　22
化学療法　196
核家族世帯　19
鵞口瘡　131
家族アセスメント　**51**, 66
家族介護力　52
——の低下　3
家族の特徴　13
片麻痺　88, 156
活動　**9**
合併症　168, **169**
看看連携　69
環境因子　**9**
間欠的自己導尿　245
間質性肺炎　207
癌性疼痛　199
関節可動域〈ROM〉　166
関節拘縮　**161**
関節リウマチ　**105**
感染経路別予防策　**39**
完全尿失禁　**138**
感染予防対策　37
浣腸　143
管理者の業務・役割　**117**
緩和ケア　200

き

起居動作の補助具　**152**
機能障害　167
機能性尿失禁　**138**
虐待の類型　**94**
急性期病院　**68**
急性有害事象　196
球脊髄性筋萎縮症　**105**
仰臥位　125, **126**
胸腔ドレーン　191
胸髄損傷　245
協働　70
筋萎縮性側索硬化症〈ALS〉　**105**, **175**, 211, 231
筋ジストロフィー　211

く

グリーフケア　186
グループホーム　110
空気予防策　**39**
薬の一包化〈ODP〉　**194**
屈曲　**167**

け

ケアカンファレンス　96
ケアマネジメント　**82**, 87
——のプロセス　**83**
ケアマネジャー　64, **84**
ケースマネジメント　82
経済的虐待　**94**
頸髄損傷　**105**, 224
継続看護　**22**, 60
携帯用酸素ボンベ　**204**, 206
携帯用輸液システム　**233**
経尿道的膀胱留置カテーテル　219
経皮内視鏡的胃瘻造設術〈PEG〉　226
頸部前屈位　231
血管性認知症　180
決定しない権利　91
健康状態　9
健康保険法　**104**, 109
言語聴覚士　75
顕性誤嚥　46
権利擁護　93

こ

コーディネーター　22
コデイン　184
構音障害　88
後期高齢者医療広域連合会　107
口腔カンジダ症　131
口腔ケア　**127**, 130
後見　**92**
後縦靭帯骨化症　**105**
厚生労働大臣が定める疾病等　**105**
後天性免疫不全症候群〈AIDS〉　**105**
行動・心理症状　175
高度慢性呼吸不全　202
高二酸化炭素血症　204
公費負担医療　108
口鼻マスク　212
肛門括約筋機能訓練　139
高齢化の推移　**2**
高齢者虐待　87
——防止法　93
高齢者世帯　6
高齢者専用賃貸住宅　110
誤嚥性肺炎　57, 78, 217
股関節の運動　**167**
呼吸訓練法　205
国際生活機能分類〈ICF〉　**9**
個人因子　**9**
個人情報保護法　95

骨萎縮 **161**
骨粗鬆症 **105**
骨盤底筋訓練 139
固定型歩行器 **154**

さ

サービス担当者会議 171, 207, 209
坐位 **125**, 228
——時の姿勢 **241**
在院日数短縮化 4
在宅悪性腫瘍患者指導管理料 **22**
在宅医療・介護 8
——の連携推進 **7**
在宅看護の原則 33
在宅気管切開患者指導管理料 **22**
在宅経管栄養法〈HEN〉 226
在宅血液透析指導管理料 **22**
在宅酸素療法〈HOT〉 **202**, 206
——指導管理料 **22**
在宅自己注射指導管理料 **22**
在宅自己疼痛管理指導管理料 **22**
在宅自己導尿指導管理料 **22**
在宅自己腹膜灌流指導管理料 **22**
在宅持続陽圧呼吸療法指導管理料 **22**
在宅小児低血糖症患者指導管理料 **22**
在宅人工呼吸指導管理料 **22**
在宅人工呼吸療法〈HMV〉 **211**
在宅成分栄養経管栄養法指導管理料 **22**
在宅中心静脈栄養法〈HPN〉 **232**
——指導管理料 **22**
在宅難治性皮膚疾患処置指導管理料 **22**
在宅寝たきり患者処置指導管理料 **22**
在宅肺高血圧症患者指導管理料 **22**
在宅リハビリテーション 166
在宅療養支援診療所 **8**, 107
在宅療養支援認定薬剤師制度 195
在宅療養指導管理料 **22**
作業療法士 **64**, 75
参加 **9**
酸素濃縮装置 **203**
三点杖 **154**

し

シャイ・ドレーガー症候群 **105**
歯科医師 75
子宮頸癌 199
自己決定支援 90
死後のケア 186
持続陽圧呼吸療法〈CPAP〉 212
死亡診断書 186
社会参加 9, **31**
社会資源 **85**, 160, 169, 177
社会福祉協議会 96
社会福祉士 75
——および介護福祉士法 213
社会保障費 4
重症筋無力症 **105**
終末期緩和ケア 184
手関節の運動 **167**
手指の運動 **167**
受傷深度 47
手段的日常生活動作〈IADL〉 150
準寝たきり **159**
除圧 242
障害高齢者 **159**
障害者自立支援法 106
障害者総合支援法 106
消化態栄養剤 **227**
掌屈 **167**
症状マネジメント 183
状態のアセスメント 159, 174
情報共有 69
食事摂取能力 124
食事の自助具 **126**
褥瘡 148, **161**
——のアセスメント 241
——の好発部位 **239**
自立歩行 155
知る権利 91
腎機能の低下 **161**
神経因性膀胱 **219**, 223
神経系難病 175
人口構成の変化 2
人工肛門 140, **141**
人工股関節全置換術 156
人工呼吸器 **105**, 111, **211**, **212**, 216
進行性核上性麻痺 **105**
進行性筋ジストロフィー症 **105**
人工膀胱 140, **141**
侵襲的陽圧換気療法〈TPPV〉 **212**
心身機能 9
身体構造 9
身体障害者手帳 217
身体的虐待 **94**
伸展 **167**
心肺機能の低下 **161**
心理的虐待 **94**
診療報酬改定 62

す

スクイージング 213
スタンダードプリコーション **39**
ストーマケア 140, **141**
ストレングス 83
スモン **105**
水痘・帯状疱疹ウイルス 38
水分の摂取状況 162
睡眠時無呼吸症候群 211

せ

セルフケア 31, **54**
セルフマネジメント力 160, 176
生活自立 **159**
清潔 145
精神機能の低下 **161**
性的虐待 **94**
成年後見制度 **91**, **92**, 96
生物学的生命 31
成分栄養剤 **227**

脊髄小脳変性症　105
脊髄性筋萎縮症　105
脊柱管狭窄症　105
世帯構造の変化　3
摂食障害　124
接触予防策　39
切迫性尿失禁　138
線条体黒質変性症　105
全人的苦痛　183

そ

ソーシャルワーカー〈SW〉　61
総合的アセスメント　36
早老症　105
側臥位　125
足関節の運動　168
足指の運動　168

た

タイトレーション　184
体圧分散マット　242, 244
体位ドレナージ　213
退院後訪問指導料　63
退院支援　**62**, 65
——加算　62, 63
退院時共同指導料　63
退院調整　**62**, 65
——看護師〈DCN〉　**63**, 65
退院前在宅療養指導管理料　22
体外式カテーテル　232, 233
体幹の回旋　168
大腿骨頸部骨折　57
大動脈弁狭窄症　191
大脳皮質基底核変性症　105
多系統萎縮症　105
多剤併用　195
多死社会　4
多点杖　154
多発性硬化症　105
単独世帯　6
痰の吸引手技　216

ち

チアノーゼ型先天性心疾患　203
チームケア　**74**, 77

地域完結型医療　62, **69**
地域包括ケア　72
地域包括支援センター　**73**, 80, 85, 87
地域密着型サービス　178
地域連携クリティカルパス　63, 68, 71
地域連携診療計画加算　63
知的機能の低下　161
中核症状　175
中心静脈栄養法　148
長期臥床による合併症　161
長期入院の要因　61
超高齢社会　2
腸瘻　226

つ

通所介護　97
通所施設　24
通所リハビリテーション　88

て

デイサービス　180
デュシェンヌ型筋ジストロフィー　217
低温やけど　47
定期巡回・随時対応型訪問介護看護　101
底屈　168
転倒　**45**, 50, 57, 88
天然濃厚流動食　227
転落　45

と

トータルケア　76
トータルフェイスマスク　212
トータルペイン　183
ドパミン受容体刺激薬　171
ドレーン管理　191
動機づけ　31
統合失調症　164
凍傷　46
糖尿病性神経障害　105
糖尿病性腎症　105
糖尿病性網膜症　105
特定疾患医療受給者証　**109**, 181

特定保健用食品　129
特別用途食品　128, 129
閉じこもり　48
徒手筋力テスト〈MMT〉　155

な

内旋　168
内転　168
難病対策要綱　174
難病の患者に対する医療等に関する法律　175

に

日常生活圏域　73
日常生活自立度　159
日常生活動作〈ADL〉　13, 27, **150**, 160
尿失禁　138, 142, **219**
尿閉　219
任意後見　92
認知症　13, 96, 105, **175**
——対応型共同生活介護　110

ね

ネグレクト　94
寝たきり　159, 247
熱傷　46
熱中症　47

の

ノーマライゼーション　9
ノルウェー疥癬　40
脳血管疾患　10, 105, **175**
脳血管障害後遺症　13
脳梗塞　88

は

ハイムリッヒ法　126, 127
ハンチントン病　105
バッグバルブマスク　214
バルーンタイプ　228
バンパータイプ　228
パーキンソン病　15, 105, 171, 181

パウチ交換　189
パルスオキシメーター　213
肺炎予防　78, 130
肺気腫　209
背屈　**167**, **168**
肺高血圧症　203
配食サービス　80
排泄障害　135
排泄補助用具　136
肺尖部癌　200
排痰法　205
廃用症候群の予防　31
抜去事故　191
晩期有害事象　196
反射性尿失禁　**138**

ひ

ヒゼンダニ　38
皮下埋め込み式カテーテル
232, **233**
鼻腔栄養法　226
皮疹　41
非侵襲的陽圧換気療法
〈NPPV〉　**212**
悲嘆　186
皮膚障害　196
飛沫予防策　**39**
標準予防策　**39**
病棟看護師　**63**, 66, 200, 209

ふ

ファウラー位　228
フィジカルアセスメント　36
フェンタニル　184
フォーマルサービス　86
フルフェイスマスク　212
ブレーデンスケール　239,
240
プリオン病　**105**
腹圧性尿失禁　**138**
複合型サービス　101
副腎白質ジストロフィー
105
服薬カレンダー　**194**
不顕性誤嚥　46

へ

ヘルスアセスメント　**35**, 36
平均世帯員数　3
閉塞性動脈硬化症　**105**
変形性関節症　**105**
便失禁　139
便秘　140

ほ

ホームヘルパー　**75**, 131
ボランティア　75
膀胱留置カテーテル　**219**
膀胱瘻　219
放射線宿酔　196
法定後見　92
訪問看護計画書　**115**
訪問看護サービス　**23**, **113**
訪問看護師　**64**, 75
訪問看護指示書　110, **114**
訪問看護ステーション　**100**,
103, **112**, 119
訪問看護同行加算　63
訪問看護認定看護師　116
訪問看護報告書　**116**
訪問入浴サービス　148
訪問薬剤指導　195
訪問リハビリテーション
181
保健機能食品　**129**
保健師　75
――助産師看護師法　107
歩行の補助具　**153**
保佐　**92**
補助　**92**

ま

麻薬の取り扱い　195
慢性炎症性脱髄性多発神経炎
105
慢性心不全　203
慢性閉塞性肺疾患〈COPD〉
105, **202**, 207

み

看取り　185

め

メディカルソーシャルワーカー〈MSW〉　64

も

モルヒネ　184, 189
物語られるいのち　31

や

薬剤師　64, **75**
――との連携　195
薬事法　108

よ

予期悲嘆　186
予防接種　217
四点杖　**154**

ら

ライソゾーム病　**105**
ライフサイクル　**17**

り

理学療法士　**64**, 75, 109
硫酸モルヒネ徐放錠　199
療養通所介護　24
臨時追加薬　200

れ

レスキュードーズ　184
レスパイトケア　**55**, 178,
214
レビー小体　175
レボドパ　171, 181
連携　70

ろ

瘻孔栄養法　**226**
老人訪問看護ステーション
100
老老介護　14, **54**

わ

ワセリン　139

看護国試シリーズ
みるみるナーシング在宅看護

1999年11月30日　第1版第1刷発行
2016年3月29日　第5版第1刷発行

編　集　テコム編集委員会
著　者　峰村淳子，田山友子，関川久美子
発　行　株式会社　医学評論社
〒169-0073　東京都新宿区百人町
1-22-23　新宿ノモスビル2F
TEL　03（5330）2441（代表）
FAX　03（5389）6452
URL　http://www.igakuhyoronsha.co.jp/
印刷所　三報社印刷株式会社

イラスト：神谷未奈実　　ISBN978-4-86399-345-7 C3047